Monthly Book *Derma.*

JN115560

編集企画にあたって…

　今回のテーマは皮膚腫瘍の病理組織学的診断です．総論的な入門編からはじまり，皮膚科診療で遭遇する腫瘍の9つの領域について，日本皮膚病理組織学会の主要メンバーを中心にその道のエキスパートに執筆を依頼しました．編集室の方針もあり，従来の皮膚病理組織学教書のように網羅的，玄人向けではなく，極力研究的な内容を省いた病理初心者にもわかりやすい基礎的内容で，しかも実臨床で経験することの多い腫瘍に絞って執筆をお願いしており，個々の疾患について比較的詳しく，かつ初心者でもわかりやすい実践的な特集になりました．

　皮膚は様々な上皮および間葉組織（血流を介して浸潤するものも含め）で構成されているため，それらに分化する腫瘍も多岐にわたり，初心者にとって一つ一つ覚えるのが大変ですが，冒頭の入門編にありますように対象が良性か悪性か，上皮か間葉か，それらの分化方向が何なのかなどの判別のルールを覚え，さらに分化方向がわからない，悪性か否かわからないなど迷う局面では，免疫組織化学を駆使するなど，仮説演繹法的に診断を進めていけば，それほど困難ではありません．むしろ，病期や部位によってバリエーションが強く，しばしば非特異的所見しか示さない炎症性皮膚疾患の病理組織診断よりも楽です．皮膚腫瘍の診断では，分化方向を把握することが非常に重要ですが，そのためには正常組織像を知っておかなければなりません．残念ながら本特集では正常組織についての詳しい解説はありませんが，是非とも初心にかえって皮膚の正常解剖学をおさらいしていただきたいです．また専門的な用語についても，このような特集号では誌面の都合で詳しい解説ができませんので，皮膚病理組織用語集を手元に置いてその都度紐解いていただきたいです．

　さて，私のお師匠様であった故西尾一方先生は今から遡ること40年前,「臨床を見たら病理組織を思い浮かべよ，病理組織を見たら臨床を思い浮かべよ」と常日頃から仰っておられました．また，かつて私が日本皮膚病理組織学会の理事長を務めていた頃は，皮膚病理組織学は絶滅危惧種と言われ，また一般臨床医も自分で採った生検や手術標本の病理組織のプレパラートを確認することなく，病理診断医のレポートを鵜呑みにする時代がありました．しかしながら，西尾お師匠様の言われたことは，臨床診断能力を飛躍的にアップさせるには病理組織を知ることである，ということにほかならないと思います．読者の皆さんも本特集を読むことで，皮膚腫瘍の病理のみならず臨床診断能力の向上につながると思います．

　最後に，本特集号につきましては，診察机の傍らに置いて皮膚腫瘍の日常診療に携わっていただければ幸甚ですし，それに耐えられるだけの内容にまとまったと自負しております．本特集の執筆にご協力いただいたすべての先生に深謝申し上げ，巻頭言を締めくくります．

2023年11月

山元　修

KEY WORDS INDEX

WRITERS FILE
ライターズファイル
（50 音順）

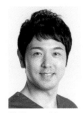

浅井　純
（あさい　じゅん）

2001年	京都府立医科大学卒業 同大学皮膚科入局
2004～06年	アメリカタフツ大学留学
2006年	京都府立医科大学大学院修了 同大学皮膚科，助手
2007年	同，助教（改称）
2009年	京都与謝の海病院皮膚科，医員
2010年	京都府立医科大学皮膚科，助教
2012年	同，学内講師
2016年	同，講師

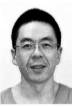

小川　浩平
（おがわ　こうへい）

2005年	奈良県立医科大学卒業 同大学附属病院，臨床研修医
2007年	同大学皮膚科，医員
2010年	同大学大学院医学研究科入学
2012年10～12月	札幌皮膚病理診断科，研修医
2013年	奈良県立医科大学大学院医学研究科修了 同大学皮膚科，助教
2015年	ICDP-UEMS 認定国際皮膚病理専門医取得
2021年	奈良県立医科大学皮膚科，学内講師

高井　利浩
（たかい　としひろ）

1997年	神戸大学卒業 同大学医学部付属病院皮膚科，研修医
1998年	兵庫県立成人病センター皮膚科
2000年	西脇市立西脇病院皮膚科
2001年	神戸大学医学部附属病院皮膚科，医員
2002年	札幌皮膚病理研究所，研修医
2003年	高砂市民病院皮膚科，副医長
2005年	兵庫県立成人病センター皮膚科，医長 （2007年がんセンターに改称）
2017年	同，部長

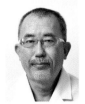

安齋　眞一
（あんさい　しんいち）

1983年	山形大学卒業
1992年	同大学医学部付属病院，講師（皮膚科）
1994年	山形県立日本海病院，医長（皮膚科）
2001年	秋田大学医学部，助教授（皮膚科学講座）
2004年	札幌皮膚病理研究所・副所長
2007年	徳島大学大学院ヘルスバイオサイエンス研究部，准教授
2009年	日本医科大学医学部皮膚科学講座，准教授
2011年	同大学武蔵小杉病院皮膚科，部長． その後日本医科大学医学部皮膚科学，教授／皮膚病理診断室，室長併任
2021年	PCL Japan 常勤医

古賀　佳織
（こが　かおり）

1999年	福岡大学医学部卒業
2001年	同大学医学部皮膚科学教室，医員
2002年	同，助手
2003年	福岡大学大学院医学研究科病態生化学系専攻
2007年	札幌皮膚病理研究所，研修医
2008年	同，所員
2009年	福岡大学病院病理部，助手
2011年	同大学医学部病理学教室，助教
2016年	同，講師
2022年	福岡大学病院病理部，講師

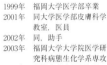

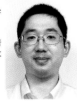

津田　陽二郎
（つだ　ようじろう）

2014年	産業医科大学卒業
2016年	同大学第1病理学入局
2021年	同大学大学院修了 同大学第1病理学，助教

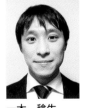

一木　稔生
（いちき　としお）

2013年	九州大学卒業 九州医療センター，初期研修医
2015年	九州大学皮膚科入局
2018年	鳥取大学皮膚科，特任助教
2019年	九州大学大学院医学研究院臨床医学部門外科学講座皮膚科学分野大学院生

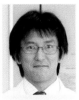

神人　正寿
（じんにん　まさとし）

1999年	東京大学卒業 同大学皮膚科入局
2000年	東京逓信病院皮膚科，研修医
2005年	東京大学大学院修了 同大学皮膚科，助手
2006～08年	米国ハーバード大学留学
2008年	熊本大学皮膚科・形成再建科，講師
2015年	同，准教授
2017年	和歌山県立医科大学皮膚科，教授

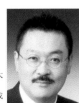

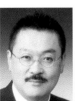

山元　修
（やまもと　おさむ）

1982年	鳥取大学卒業 産業医科大学皮膚科入局
1985年	門司鉄道病院皮膚科
1987年	産業医科大学病院病理部，助手
1990年	同大学皮膚科，助手
1992年	米国ボストン大学皮膚科皮膚病理部門
1997年	産業医科大学皮膚科，講師
2001年	同，助教授
2003年	九州厚生年金病院皮膚科，部長
2004年	鳥取大学皮膚科，教授
2023年	同大学，名誉教授

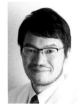

杉田　和成
（すぎた　かずなり）

2002年	産業医科大学卒業 同大学皮膚科入局
2008年	同大学医学部皮膚科学，助教のちに外来医長
2011年	京都大学大学院医学研究科皮膚科学，プロジェクト研究員
2013年	Swiss Institute of Allergy and Asthma Research 留学（Professor Cezmi Akdis）
2016年	鳥取大学医学部附属病院皮膚科，講師／病棟医長兼外来医長のちに外来医長
2017年	同，講師／統括医長
2018年	同，准教授／統括医長
2021年	佐賀大学医学部内科学講座皮膚科，教授

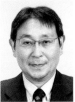

吉田　雄一
（よしだ　ゆういち）

1994年	九州大学卒業 同大学医学部皮膚科入局
1996年	米国 Case Western Reserve 大学（皮膚科）留学
1999年	国家公務員共済組合連合会浜の町病院皮膚科
2001年	九州大学医学部皮膚科，助手
2002年	福岡大学医学部皮膚科，助手
2005年	同，講師
2006年	鳥取大学医学部感覚運動医学講座皮膚病態学分野，准教授
2020年	同大学医学部附属病院皮膚科長／臨床教授
2023年	同大学医学部感覚運動医学講座皮膚科学分野，教授

基礎から学ぶ！皮膚腫瘍病理診断

◆編集企画／鳥取大学名誉教授　山元　修　◆編集主幹／照井　正　　大山　学

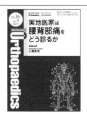
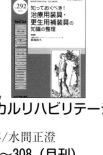
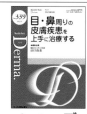
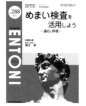
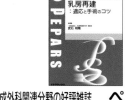
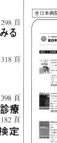
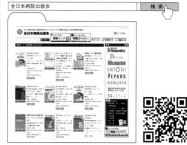

MB Derma, **343**：1-10, 2024.

◆特集／基礎から学ぶ！皮膚腫瘍病理診断
皮膚腫瘍病理診断学入門

浅井　純*

Key words：皮膚腫瘍（skin tumors），病理診断（pathological diagnosis），皮膚生検（skin biopsy），異型（atypia），免疫組織化学染色（immunohistochemical staining）

Abstract　皮膚は人体で最大の臓器であり，外的刺激や微生物からの防御，水分保持，体温調節，感覚器としての役割などの多彩な機能を有している．そしてそれらの機能を発現，維持するために皮膚には多くの細胞や器官が存在する．腫瘍とは，何らかの原因でできた異常な細胞が，増殖して塊を作ったものであり，通常，元となる細胞や器官の性質を有しているが，皮膚には上記の理由により多くの種類の細胞や器官があるため，腫瘍の種類も多くなる．本稿では，これらの多彩な皮膚腫瘍の病理診断において基本となる皮膚生検のコツや注意点，そして腫瘍診断学の総論的事項について概説する．

はじめに

　腫瘍とは，何らかの原因でできた異常な細胞が増殖して塊を作ったものであり，通常，元となる細胞や器官の性質を有している．皮膚は，表皮，真皮，皮下脂肪織，付属器，脈管，神経といった器官の集合体であり，これらの器官はさらに多種類の細胞で構成されている．そのため皮膚腫瘍もいずれかの細胞や器官への分化傾向を持つこととなり，その種類は必然的に多くなる．WHO Classification of Skin Tumours（4th ed）[1]によると，皮膚腫瘍は keratinocytic/epidermal tumours, melanocytic tumours, appendageal tumours, tumours of haematopoietic and lymphoid origin, soft tissue tumours に分類されている．それぞれはさらに細分化されており，亜型を含めると優に200種類を超える皮膚腫瘍が存在する．これら多数の腫瘍を正しく病理診断するためには，正常皮膚の構造や各腫瘍の特徴を理解することが重要であるが，その前提として，病理診断に用いる腫瘍

* Jun ASAI，〒602-8566 京都市上京区河原町通広小路上る梶井町465　京都府立医科大学大学院医学研究科皮膚科学，講師

組織が正しく採取され，固定されてから染色に至るまで適切に実施されている必要がある．また，総論的な診断学の基礎，例えば腫瘍病変か否かの判別法，良性悪性の判別法，上皮系か間葉系かの判別法，構造異型・細胞異型の見方などについて知っておく必要がある．本稿では，皮膚腫瘍病理診断に必要となる基礎的事項について，わかりやすく解説する．

1．腫瘍性疾患を疑った場合の生検方法
a）全摘生検か部分切除生検か

　生検（biopsy）は，生体組織から診断目的で組織の一部を採取する検査のことである．腫瘍性疾患の場合，通常は診断を目的とし，良悪性の鑑別や予後の予測，そして治療効果や腫瘍の残存の確認などで用いられる．皮膚科領域で一般に用いられる生検には，病変部全体を採取する全摘生検と，病変の一部を採取する部分切除生検がある（**図1**）．通常，腫瘍性疾患を考えた場合，まず部分切除生検を行い診断を確定してから手術時の切除マージンや追加の検査といったその後の治療計画を検討する．部分切除生検はトレパンと呼ばれる円柱状のメスを用いたパンチ生検が簡便である．辺縁部での腫瘍の広がりを確認するために病変部

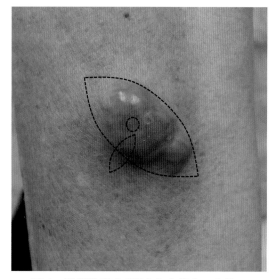

図 1. 腫瘍性病変が疑われた場合の生検の
デザイン
全摘生検を行う場合はあまり切除マージン
をとらず，皺の方向を考えながら紡錘形に
デザインする．部分切除生検の場合，腫瘍辺
縁の構築を検討するために正常組織を一部
含むように紡錘形にデザインする，もしく
は一番浸潤の程度が強そうな部位からトレ
パンを用いて採取する．

と正常皮膚の両方を含むように紡錘形に採取する
場合もある．全摘生検は病変が比較的小さい場合
や，全体構築の確認が診断に必要な場合(例：ケラト
アカントーマやメラノサイト系病変)に用いられる．

　腫瘍性の病変に部分切除生検を行う場合，結節
状の部位や潰瘍化した部位など，最も浸潤の程度
が強いと想定される部位から採取する．病変が大
きい場合は複数か所から採取しても構わない．

　悪性黒色腫が疑われる場合，部分切除生検の検
体では組織診断が難しい場合があり，可能であれ
ば全摘生検を行うべきであるが，顔面の悪性黒子
型黒色腫や足底の末端黒子型黒色腫など大型の病
変の場合は部分切除生検を行う．通常，これらの
大型病変の場合，ダーモスコピーにて臨床的に悪
性黒色腫と診断できていることが多く，組織採取
は最も腫瘍厚が大きいと想定される部位より生検
を行う．これは，腫瘍厚によってその後の治療法
(センチネルリンパ節生検を行うか否か)が異なっ
てくるためである．

b）組織採取後の固定

　採取した組織片は，乾燥してしまう前に速やか
に固定液の入った容器に入れる．一般的な顕微鏡
標本では10％中性緩衝ホルマリン液を用いる．固
定時は組織量の10倍量の固定液を用いる．固定液
の量が少ないと，固定にムラができたり中央部の
固定が不十分となることもあり，綺麗な標本が得
られなくなる．組織片が大きい場合，病理医と相
談のうえ，入割を考慮する．電子顕微鏡による観
察を行う場合はオスミウム酸やグルタルアルデヒ
ドなど，目的とする構造や物質の違いなどにより
最適な固定液を選択する．

2．腫瘍性疾患と炎症性疾患の見分け方

　まず20倍もしくは40倍程度の弱拡大で組織を
観察し，組織のなかのどこに異常があるかを確認
する．腫瘍性病変では通常腫瘍細胞が結節性の病
変を形成し，組織の破壊や圧排が認められる．そ
れに対し炎症性病変では，組織の破壊や圧排は認
められず炎症細胞の浸潤が異常の主体となる(も
ちろん肉芽腫性疾患のように炎症性疾患でありな
がら結節状細胞浸潤を呈する疾患や，リンパ腫な
どの腫瘍性疾患でありながら炎症性のパターンを
呈する疾患といった例外もある)．

3．腫瘍性疾患のパターン分類

　弱拡大による観察で腫瘍性疾患を疑った場合，
次に ① 病変の主座，② 増殖のパターン，③ 腫瘍細
胞の分化の方向と細胞形態の3つの点について検
討する．

a）病変の主座

　まず病変の主座が，表皮中心か，真皮もしくは
皮下組織が中心かを確認する．主座が表皮中心で
あった場合は上皮系腫瘍を第一に考える．真皮よ
り深部に病変の主座があった場合は，上皮系腫瘍
と非上皮系腫瘍の両方を考えないといけない．

b）増殖のパターン

　表皮に病変の主座があった場合，次に増殖のパ
ターンとして，病変が平坦か，外方への増殖を
伴っているか，もしくは内方への増殖を伴ってい
るか，その内外方の両方に増殖しているかを確認

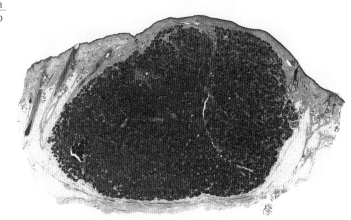

a
—
b

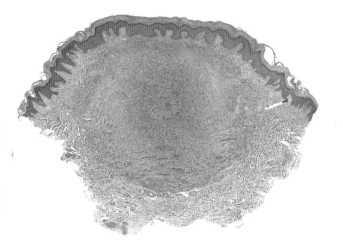

図 2.
上皮系腫瘍と非上皮系腫瘍の形態の比較
  a：真皮内から皮下組織にかけて，好塩基
     性に染まる小胞巣が集簇し，結節状の病
     変を形成しており，上皮系腫瘍を考える
     （本症例は円柱腫）．
  b：真皮内に結節状の病変を認めるが，胞
     巣の形成がなく，非上皮系腫瘍を考える
     （本症例は皮膚線維腫）．

する．病変が平坦，もしくは外方への増殖のみで
あれば，良性腫瘍か，悪性であったとしても上皮
内癌である可能性が高い．内方増殖があれば真皮
への浸潤を伴った悪性腫瘍の可能性を考慮する．

　真皮に病変の主座があった場合，上皮系腫瘍と
非上皮系腫瘍との鑑別が重要となる．上皮系腫瘍
であれば，腫瘍細胞は細胞接着能を有し胞巣を形
成していることが多い．それに対して非上皮系腫
瘍では境界明瞭な胞巣を形成しないことが多い
（**図 2**）．また，表皮との連続性があるかどうかも
確認する．腫瘍の胞巣が表皮と連続していれば，
上皮系腫瘍である可能性が高くなる．逆に表皮と
の連続性がないからといって非上皮系腫瘍である
とはいえない．

c）腫瘍細胞の分化の方向と細胞形態

　表皮に病変の主座がある場合，腫瘍の分化の方
向として表皮を構成する細胞をまず考える．表皮
細胞，色素細胞，ランゲルハンス細胞，メルケル
細胞のほか，毛包上皮細胞，汗管細胞，脂腺細胞
などへの分化も考慮する．真皮から皮下組織にか
けて病変の主座がある場合，表皮細胞，毛包上皮
細胞，汗管細胞，汗腺細胞，脂腺細胞，線維芽細
胞，平滑筋細胞，横紋筋細胞，神経線維細胞，血
管内皮細胞，色素細胞，メルケル細胞，組織球，
リンパ球など数多くの細胞への分化傾向を示す[2]．

　どの細胞への分化傾向を示すかを検討するた
め，次に細胞形態を観察する．上皮系細胞であれ
ば，細胞接着がありシート状，胞巣状の形態をと
る（**図 3-a**）．細胞間橋の存在は上皮系腫瘍を示唆

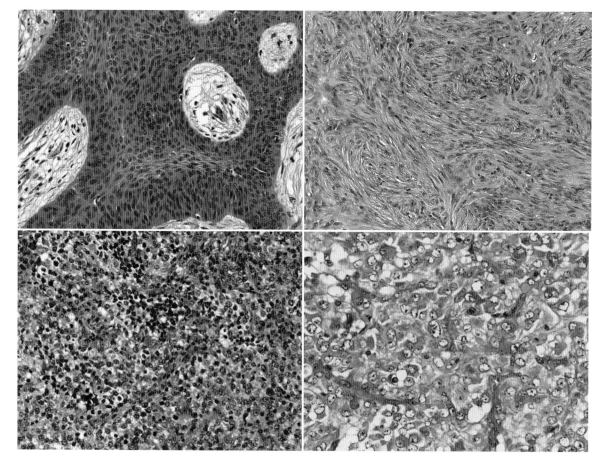

図 3. 細胞形態の比較

a：上皮系腫瘍．細胞接着があり，重層扁平上皮を構築している（本症例は汗孔腫）．
b：紡錘形細胞（spindle cell）．紡錘形細胞が花むしろ状に分布している（本症例は皮膚線維腫）．
c：小円形細胞（small round cell）．小型のリンパ球様の細胞が集簇している（本症例はメルケル細胞癌）．
d：多角細胞（polygonal cell）．多角形の細胞が上皮細胞に類似してシート状（類上皮性という）に増殖している（本症例は類上皮肉腫）．

a｜b
c｜d

する重要な所見の 1 つである．非上皮系細胞は，細長い紡錘形の形態をとる紡錘形細胞（spindle cell：**図 3-b**），小型で丸い小型円形細胞（small round cell：**図 3-c**），多角形の細胞形態を持つ多角細胞（polygonal cell：**図 3-d**）など様々な形態となる．

4．良性と悪性の判別法

腫瘍は大きく良性腫瘍と悪性腫瘍に分けられるが，軟部腫瘍ではその間に中間悪性という分類も存在する．良性か悪性かの判別に，① 全体構築に対称性，規則性，均一性があるかどうか，② 腫瘍と周囲との境界が明瞭かどうか（≒浸潤性増殖が

あるかどうか），③ 構造の異型性があるかどうか，④ 細胞の異型性があるかどうか，⑤ 壊死があるかどうか，⑥ 潰瘍があるかどうか，⑦ 血管，リンパ管，神経周囲への浸潤はあるかどうか，といった項目を指標とする（**表 1**）[2)3)]．良性腫瘍であれば，全体構築は左右対称で，胞巣の大きさはある程度整っており，その分布も規則的で均一であることが多い．増殖形態も周囲組織を圧排性に増殖し，境界明瞭である（**図 4-a, b**）．それに対し悪性腫瘍では，規則性，均一性が消失し，左右非対称で歪な輪郭となり，胞巣の分布や大きさは不規則，不整となる．周囲組織との境界は不明瞭であり，浸

表 1. 良性と悪性の判別のポイント

	良　性	悪　性
全体構築の対称性，規則性，均一性	あ　り	な　し
周囲との境界	明　瞭	不明瞭
構造異型	目立たない	目立つ
細胞異型	目立たない	目立つ
壊　死	な　し	しばしばみられる
潰瘍化	な　し	しばしばみられる
脈管浸潤，傍神経浸潤	な　し	たまにみられる

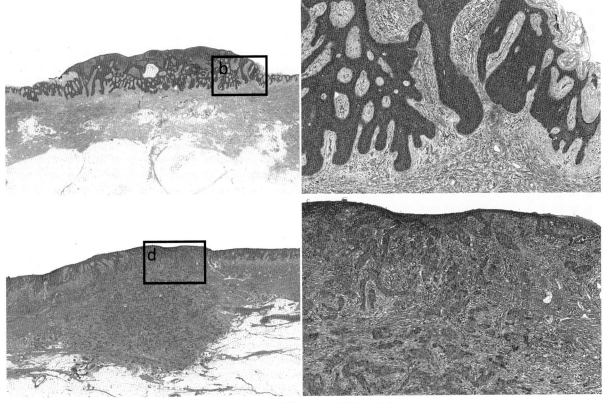

a	b
c	d

図 4. 良性腫瘍と悪性腫瘍の全体構築の比較

a：良性上皮系腫瘍の全体像．腫瘍は表皮内主体の病変であり，外方性増殖がみられる．内方性の増殖はわずかである．全体構築は左右対称性であり，規則性があり均一な病変である．境界も明瞭である（本症例は汗孔腫）．

b：良性上皮系腫瘍の中拡大像．辺縁部の拡大像では腫瘍胞巣がわずかに真皮網状層に向けて内方増殖を示しているが，圧排性の増殖であり浸潤性ではない．

c：悪性上皮系腫瘍の全体像．腫瘍は表皮から真皮深層にかけて存在し，内方性増殖が広範囲にみられる．境界は不明瞭である（本症例は乳房外パジェット病）．

d：悪性上皮系腫瘍の中拡大像．腫瘍は表皮から連続性に真皮内に浸潤性に増殖し，胞巣の分布や大きさは不均一である．表皮に潰瘍化もみられる．

潤性に増殖する（図 4-c, d）．さらには構造異型や細胞異型，壊死や潰瘍の存在，脈管浸潤や傍神経浸潤といった所見も悪性を示唆する所見となる．

a）構造異型

良性腫瘍では，一般的に由来となる細胞の性質や極性が比較的保たれている．例えば良性腫瘍の

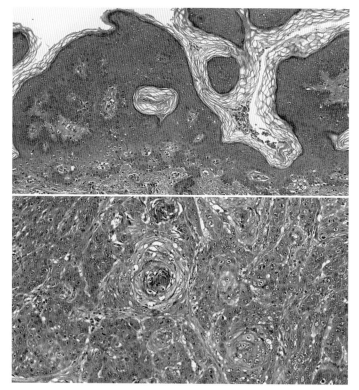

a
b

図 5.
良性腫瘍と悪性腫瘍の構造異型の比較
 a：脂漏性角化症の偽角質嚢腫. 腫瘍細胞が乳頭腫状に増殖したために生じた腫瘍内の角質嚢腫. 極性の消失は認めない.
 b：有棘細胞癌の癌真珠. 腫瘍細胞の極性の消失により腫瘍細胞が胞巣内で角化した構造物. 悪性を示唆する構造異型の代表例である.

1つである脂漏性角化症では偽角質嚢腫という構造がみられるが, これは腫瘍細胞の乳頭腫状増殖により角質塊が腫瘍胞巣内にみられる現象であり, 極性は失われずに保たれている（**図5-a**）. それに対し悪性腫瘍では分化の方向を示す細胞の性質や極性が消失し, 組織構築に大きな乱れが生じる. 例えば Bowen 病や有棘細胞癌では個細胞角化や癌真珠が生じるが, これらは極性の消失により, 本来角化が生じるべきでない場所で角化をきたしている（**図5-b**）. これらの正常構造から逸脱した組織構築を構造異型といい, 高度な構造異型は悪性腫瘍を示唆する重要な所見となる.

　b）細胞異型
　悪性腫瘍では構造の異型のほかに細胞レベルでも異型性が出現する. 具体的には, ① 細胞, 核の大きさが不揃い（大小不同）や形が不揃い（多形性）になる, ② 核の形が不整になる, ③ 核分裂像が増加する, ④ 異型核分裂像が出現する, ⑤ 核小体が増大, 増加し明瞭化する, ⑥ 核クロマチンが増量, 粗大化する. といった所見がみられる（**図6, 表2**）. 通常の2極分裂した核分裂像であれば, 炎症性疾患や良性腫瘍でも散見されるが, 悪性腫瘍

では核分裂像の数が増え, 3極分裂や4極分裂といった異常な核分裂像が出現するようになる. これらの所見がみられた場合, 悪性腫瘍の可能性を念頭に置く.

　5．皮膚腫瘍診断に用いられる特殊染色と免疫組織化学染色

　腫瘍の分化の方向は, 腫瘍を構成する細胞が正常皮膚を構成する細胞あるいは組織のどの部分に類似しているかで判断する. まずは HE 染色の所見をもとに行うが, HE 染色の所見だけでは判断が困難な場合, 特殊染色や免疫組織化学染色を参考にする. また疾患の診断の補助とするだけでなく, 血管やリンパ管への侵襲の有無を確認したり, 腫瘍細胞の最深部を確認したりといった目的でもこれらの染色は用いられる. 以下に皮膚腫瘍の診断によく用いられる特殊染色, 免疫組織化学染色について説明する.

　a）特殊染色
　腫瘍細胞は分化傾向を示す組織や細胞の性質を有し, 特徴的な物質を産生することがある. 例えば色素細胞腫瘍ではメラニンを, 線維芽細胞性腫瘍ではときに粘液を産生する. これらの物質を特

MB Derma　No. 343　2024

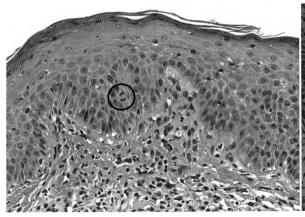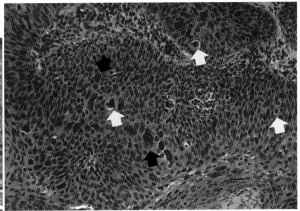

a | b

図 6. 細胞異型, 核分裂像

a：炎症性疾患でみられる核分裂像. 核が綺麗に 2 極化しており, 正常な核分裂像である(黒丸).

b：悪性腫瘍でみられる細胞異型と異型核分裂像. 多核の細胞(黒矢印)や異型核分裂像(黄色矢印)がみられる. また, 全体的に細胞の N/C 比の増加, 細胞や核の大小不同と多形性がみられ, これらも悪性を示唆する細胞異型である.

表 2. 細胞異型の所見

細胞異型の所見
1. 細胞, 核の大きさや形が不揃い
2. 核の形が不整
3. 核分裂像が増加
4. 異型核分裂像の出現
5. 核小体の増大, 増加, 明瞭化
6. 核クロマチンの増量, 粗大化

異的に染めることができれば診断の補助となる場合がある. メラニンは Fontana-Masson 染色で黒色に, ギムザ染色で緑色に染まる. 粘液(ムチン)はアルシアンブルー染色で青色に, PAS 染色で赤色に染まる. 特にメラニンは褐色調を呈しており, 免疫組織化学染色を実施した場合に通常実施される DAB 発色では陽性部位も褐色に染まるため, メラニン沈着と陽性部位との鑑別が困難となる. こういった場合, 免疫染色時にギムザ染色を併用すると, メラニンが緑色に染まり, 茶色く染まる陽性細胞との区別がつきやすくなる(図7-a).

その他, 悪性腫瘍の静脈侵襲の確認にエラスチカワンギーソン染色を用いる. エラスチカワンギーソン染色は結合組織中の弾性線維(紫黒色)と膠原線維(赤色)を染め分けることができるので, 血管の構造が把握しやすい. 静脈侵襲の確認は HE 染色のみでは困難である場合が多く, エラスチカワンギーソン染色で紫黒色に染まる弾性線維を指標にすることで容易に確認できるようになる(図7-b).

b）上皮系腫瘍の鑑別に有用な免疫組織化学染色

皮膚上皮系腫瘍は通常ケラチン/サイトケラチン(keratin/cytokeratin：CK)を発現している. ケラチンは CK1 から 20 まであり, 上皮の種類や部位により発現するケラチンの種類が異なる[4]. 表

皮細胞は角層・顆粒層付近では CK1 と CK10, 有棘層では CK6 と CK16, 基底層では CK5 と CK14 を発現している. CK7, 8 は腺上皮に発現しており, 汗腺の分泌細胞と皮脂腺にみられるが, 角化する表皮細胞には発現がみられない. また特殊部位として, 手掌足底の基底上層では CK9, 10 が, 外毛根鞘では CK 14 が, 毛と爪では CK17 が, 角膜では CK3 が, 角化しない粘膜上皮では CK4 が発現している. 表3に上皮系腫瘍の鑑別に用いられる主な抗体を示す. AE1/AE3 は全ケラチンを認識するカクテル抗体であり, 正常皮膚では表皮・付属器のすべての細胞で陽性となる. 腫瘍の診断においては上皮系腫瘍で陽性, 非上皮系腫瘍で陰性となり, これらの鑑別に有用である. CK1 と CK10 はともに有棘層より上層の角化細胞で陽性となり, 有棘細胞癌の診断の補助となる. CK5/6 は CK5 と CK6 を認識し, 皮膚原発性上皮

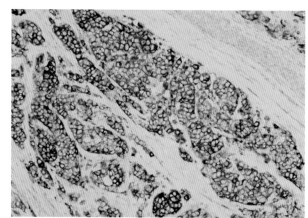

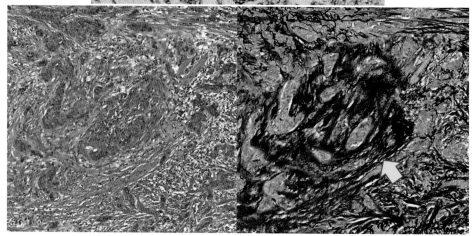

図 7. 皮膚腫瘍の病理診断に用いられる特殊染色の例

a/b

a：悪性黒色腫に対する Melan-A 染色とギムザ染色の組み合わせ例
　Melan-A に陽性となる細胞は褐色に染まっている．メラニンをギムザ染色により緑色に
　染めることで，Melan-A 陽性細胞とメラニン沈着の区別が容易につくようになる．
b：乳房外パジェット病における静脈侵襲をエラスチカワンギーソン染色で確認した例
　HE 染色(左)では静脈侵襲がはっきりしないが，エラスチカワンギーソン染色(右)では
　腫瘍胞巣を取り囲んだ静脈がはっきりと確認できる(黄色矢印)．

表 3. 上皮系腫瘍の鑑別に用いられる主な抗体

抗原あるいは抗体名	正常組織での発現	陽性となる腫瘍	備　考
ケラチン/サイトケラチン			
AE1/AE3	ほぼすべての上皮細胞	ほぼ全ての上皮系細胞	上皮系か非上皮系かの鑑別
CK1, CK10	有棘層以上の表皮角化細胞	有棘細胞癌	
CK5/6	角化の進んでいない表皮角化細胞，毛包の大部分，汗管，脂腺管，筋上皮細胞	多くの皮膚原発性上皮性腫瘍	
CK7	汗腺の分泌部細胞，脂腺細胞	パジェット病，汗腺腫瘍，脂腺腫瘍，乳癌など	CK20 との組み合わせで乳房外パジェット病の診断
CK20	メルケル細胞，消化管上皮	メルケル細胞癌，消化器癌	CK7 との組み合わせで乳房外パジェット病の診断
糖タンパク			
EMA	汗腺分泌部細胞，汗管小皮縁細胞，脂腺細胞，脂腺管，神経周膜細胞	脂腺腫瘍，汗腺腫瘍，パジェット病，神経周膜腫	表皮角化細胞，有棘細胞癌でときに陽性
GATA3	アポクリン腺上皮	アポクリン腺腫瘍，脂腺腫瘍，毛包系腫瘍	細胞核が陽性
GCDFP-15	アポクリン腺分泌部細胞	アポクリン腺腫瘍	アポクリン腺上皮のマーカーとして有名だがエクリン汗腺でも陽性となる
CEA	汗腺分泌部細胞，汗管小皮縁細胞	汗腺腫瘍，パジェット病，腺癌全般	

表 4. 非上皮系腫瘍の鑑別に用いられる主な抗体

抗原あるいは抗体名	正常組織での発現	陽性となる腫瘍	備 考
色素細胞系			
HMB-45		色素細胞性腫瘍	
Melan-A	色素細胞	色素細胞性腫瘍	
MiTF	色素細胞	色素細胞性腫瘍	細胞核に染まる
PRAME		悪性黒色腫	良性の母斑で陽性となることは極めて稀 細胞核に染まる
SOX10	エクリン腺上皮細胞, 筋上皮細胞, 色素細胞, シュワン細胞	汗腺系腫瘍, 色素細胞性腫瘍, 神経鞘腫瘍	細胞核に染まる
間葉系			
vimentin	間葉系細胞全般	非上皮系腫瘍	上皮系か非上皮系かのスクリーニングに使用
desmin	平滑筋細胞, 横紋筋細胞, ときに筋線維芽細胞	平滑筋腫瘍, 横紋筋腫瘍	
A-smooth muscle actin(SMA)	平滑筋細胞, 筋線維芽細胞, 筋上皮細胞, 血管周囲細胞	平滑筋腫瘍, 筋線維芽細胞性腫瘍, 周皮細胞性腫瘍, グロムス腫瘍	
S100	色素細胞, シュワン細胞, 筋上皮細胞, ランゲルハンス細胞, 脂肪細胞	色素細胞腫瘍, 神経鞘腫瘍, 脂肪腫, ランゲルハンス細胞腫瘍	核と細胞質の両方に染まる
CD34	血管内皮細胞, 付属器・神経・血管を取り囲む線維芽細胞, 毛幹部外毛根鞘の細胞	血管系腫瘍, 隆起性皮膚線維肉腫, 外毛根鞘癌	神経線維腫, 神経鞘腫, 類上皮肉腫でも陽性になることがある
CD31	血管・リンパ管内皮細胞, 組織球	血管系腫瘍	
Podoplanin(D2-40)	リンパ管内皮細胞, 外毛根鞘基底細胞, 脂腺細胞	リンパ管系腫瘍, 血管肉腫, 有棘細胞癌	腫瘍のリンパ管浸潤を確認するためによく用いる

性腫瘍の多くで陽性となり, 腺癌では陰性となる. CK7は汗腺の分泌部細胞・皮脂腺に染まることから, 乳房外パジェット病を含む汗腺腫瘍や脂腺腫瘍で陽性となる. CK20は皮膚ではメルケル細胞に陽性となり, その他では消化器上皮で陽性となる. CK7とCK20との組み合わせで乳房外パジェット病(CK7陽性, CK20陰性)と消化器癌の皮膚進展(二次性パジェット病:CK7陰性, CK20陽性)との鑑別に用いられる.

ケラチン以外ではEMA, GATA3, GCDFP-15, CEAといった糖タンパクを認識する抗体も汗腺腫瘍, 脂腺腫瘍の鑑別によく用いられる.

c) 非上皮系腫瘍の鑑別に有用な免疫組織化学染色

非上皮系腫瘍が疑われた場合, 腫瘍細胞の分化傾向の検討に免疫組織化学染色が有効である(**表4**). 色素細胞性腫瘍の鑑別にはHMB-45, Melan-A, MiTF, PRAME, SOX10, S100蛋白など

が用いられる. Melan-A, MiTF, SOX10, S100蛋白は通常の色素細胞でも陽性となる. それに対してHMB-45は通常の色素細胞では陰性となり, 腫瘍性病変との鑑別に有効である. ただし, 炎症刺激などで活性化した色素細胞では陽性となる場合があるので注意を要する. PRAMEは良性の色素細胞性腫瘍では陰性, 悪性黒色腫で陽性となり, 悪性黒色腫の診断に有用である(色素細胞性腫瘍の詳細な解説については「メラノサイト系腫瘍の病理診断(p.61)」の稿を参照のこと).

間葉系腫瘍は, 線維芽細胞/筋線維芽細胞性腫瘍, 脂肪細胞性腫瘍, 平滑筋腫瘍, 横紋筋腫瘍, 血管/リンパ管系腫瘍, 末梢神経性腫瘍, 骨形成性腫瘍, 軟骨性腫瘍, そして分化未定群腫瘍に大きく分類される. Vimentinは間葉系細胞全般に陽性となり, 非上皮系腫瘍か上皮系腫瘍かのスクリーニングに有効である. そして腫瘍がどの方向への分化傾向を示すかについて, **表4**に示すような抗

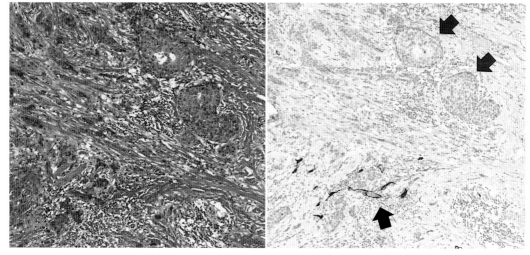

図 8. D2-40 染色を用いてリンパ管侵襲を確認した例（乳房外パジェット病）　　　　a｜b
a：HE 染色ではリンパ管侵襲ははっきりしない．
b：D2-40 染色で腫瘍細胞を取り囲むリンパ管がはっきりと確認できる（黒
　矢印）．右上の D2-40 陽性細胞で取り囲まれた腫瘍胞巣は，リンパ管侵襲
　像ではなく，D2-40 陽性の表皮細胞に取り囲まれたパジェット細胞の胞巣
　である（赤矢印）．

体を用いて検討する（各間葉系腫瘍の詳細につい
ては本特集の他稿「良性間葉系腫瘍（p.91）」，「悪
性間葉系腫瘍（p.99）」を参照のこと）．

　D2-40 はリンパ管内皮細胞に発現する podo-
planin を認識する抗体であり，悪性腫瘍における
リンパ管侵襲の有無を確認するために用いられ
る．皮膚腫瘍においては，リンパ管だけでなく有
棘細胞癌や悪性黒色腫などの腫瘍細胞や，乳房外
パジェット病での腫瘍周囲の表皮細胞でも陽性と
なる場合があるため[5]，D2-40 陽性のリンパ管で
はない細胞に取り囲まれた胞巣とリンパ管侵襲と
を間違えないように気をつけなければならない
（図 8）．

おわりに

　皮膚腫瘍の病理診断に必要となる基礎的知識を
概説した．まず腫瘍性疾患か炎症性疾患か，次に

上皮系腫瘍か非上皮系腫瘍か，そして良性か悪性
か，この辺りの判断までは一般の皮膚科医でも必
須の知識である．特に良悪性の判断はその後の治
療方針や患者の予後に関わってくるため，是非と
も習得していただきたい．

文　献

1）Elder DE, et al：WHO Classification of Skin
　Tumours, 4th ed, IARC, Lyon, 10-13, 2018.
2）真鍋俊明ほか編：皮膚病理のすべて Ⅲ　腫瘍性皮
　膚疾患．文光堂，pp.7-10，2020.
3）安齋眞一：皮膚病理診断リファレンス．医学書
　院，pp.210-216，2020.
4）今山修平：皮膚病理イラストレイテッド ② 免疫
　染色．秀潤社，pp.16-23，2014.
5）Asai J：The role of podoplanin in skin diseases.
　Int J Mol Sci, **23**：1310, 2022.

MB Derma, 343：11-22, 2024.

◆特集／基礎から学ぶ！皮膚腫瘍病理診断

表皮系腫瘍

古賀佳織*

Key words：表皮嚢腫(epidermal cyst)，脂漏性角化症(seborrheic keratosis)，ケラトアカントーマ(keratoacanthoma)，日光角化症(actinic keratosis)，Bowen 病(Bowen disease)，有棘細胞癌(squamous cell carcinoma)，Merkel 細胞癌(Merkel cell carcinoma)

Abstract　表皮系腫瘍(病変)は日常診療で遭遇する頻度の高い腫瘍群である．本稿では，良性表皮系腫瘍(病変)，良悪性について議論のあるケラトアカントーマ，そして悪性腫瘍である有棘細胞癌，Merkel 細胞癌について，その病理組織像を中心に解説する．有棘細胞癌については，上皮内病変，そして予後に関連する，または認識していないと診断困難な組織亜型を中心に取り上げ解説する．

はじめに

　表皮系腫瘍(病変)のなかで，日常診療で遭遇する頻度の高い疾患を中心に病理組織像を解説する．まず，良性疾患の脂漏性角化症と表皮嚢腫について触れたあと，良悪性について議論のあるケラトアカントーマ，そして悪性腫瘍である上皮内有棘細胞癌，有棘細胞癌，Merkel 細胞癌について順に解説する．有棘細胞癌については，重要度の高い組織亜型と臨床的取り扱いに関連する病理組織像で確認するべき項目を加えて述べる．

良性疾患

1．表皮(毛包)嚢腫(epidermal(follicular) cyst)，類表皮嚢腫(epidermoid cyst)

　嚢腫とは上皮性の壁構造で覆われた袋状の構築を示す病変である．表皮嚢腫・類表皮嚢腫は，壁が表皮(毛包漏斗部上皮)に類似する顆粒細胞層を伴った重層扁平上皮で構成され，嚢腫内に層状の角質物質を伴う(図1)．面皰から進展する場合のほか，毛母腫から移行する場合，そしてヒト乳頭腫ウイルス(human papilloma virus：HPV)に関

連する場合がある[1]．

2．脂漏性角化症(seborrheic keratosis)

　加齢に伴って出現する，表皮内あるいは毛包上皮内で基底細胞様細胞，ときに有棘細胞様細胞が増殖する良性腫瘍である．肥厚型(acanthotic type)，網状型(reticulated type)，クローン型(clonal type)，被刺激型(irritated type)などの亜型があるが，同一病変内に複数の亜型が混在してみられることも多い．脂漏性角化症の早期病変は日光黒子(solar lentigo)や老人性色素斑(senile freckle)とも呼ばれ，表皮内で基底細胞様細胞が増殖し，メラニン色素の沈着を伴って表皮稜が延長する(図2)．基本的な病変である肥厚型では，網目状に肥厚した表皮内に基底細胞様細胞が増殖する．彎曲した毛包漏斗部が切片の切れ方により角質を含む嚢腫にみえる偽角質嚢腫の所見を伴う(図3)．重要な鑑別診断として上皮内有棘細胞癌があり，細胞異型により鑑別するが，被刺激型脂漏性角化症では有棘細胞様細胞が目立ち，反応性異型がみられることがあるため，誤認しないよう注意が必要である．肥厚した表皮内に淡明あるいは透明な細胞質を有する角化細胞がみられる淡明細胞棘細胞腫(clear cell acanthoma)も鑑別となるが，脂漏性角化症では淡明な細胞質がみられても限局性あ

* Kaori KOGA，〒814-0180 福岡市城南区七隈7-45-1　福岡大学病院病理部，講師

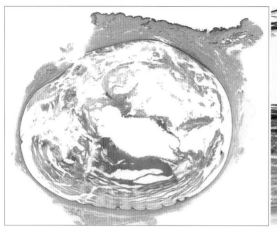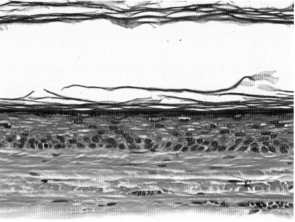

図 1. 表皮(毛包)嚢腫　　　　　　　　　　　　　　　　　　　a｜b
a：内腔に層状の角質物質を伴う単房性嚢腫
b：嚢腫壁は顆粒細胞層を伴った重層扁平上皮で構成される.

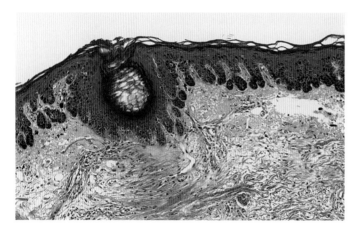

図 2.
脂漏性角化症, 早期病変(日光黒子)
表皮内で基底細胞様細胞が増殖し, メラニン
色素沈着を伴って表皮稜が延長する.

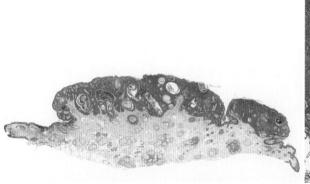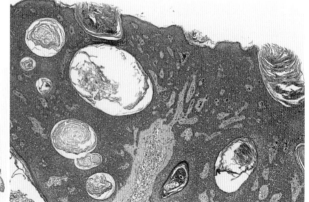

図 3. 脂漏性角化症, 肥厚型　　　　　　　　　　　　　　　　　a｜b
a：隆起性病変で, 表皮が網目状に肥厚する.
b：表皮内で基底細胞様細胞が増殖し, 偽角質嚢腫の所見を伴う.

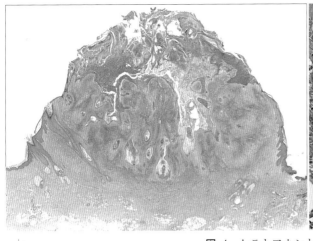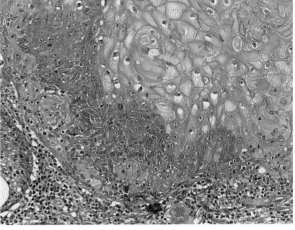

a | b

図 4. ケラトアカントーマ，成熟期病変
　　　a：角栓を含むクレーター状構築を示す腫瘍で，多房性病変を形成している．
　　　b：小型円形核とすりガラス状淡好酸性細胞質をもつ有棘細胞様細胞（large
　　　　pale-pink cell）が増殖し，胞巣辺縁では核の多形性や極性の乱れがみられる
　　　　こともある．

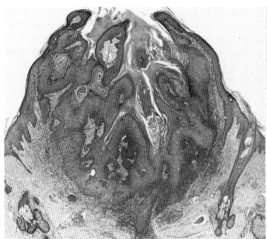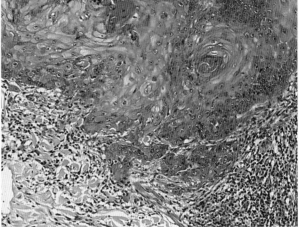

a | b

図 5. ケラトアカントーマ，増殖期病変
　　　　　　　（福本皮フ病理診断科：福本 隆也先生のご厚意による）
　　　a：角化物で満たされた多房性病変
　　　b：深部に large pale-pink cell が部分的にみられる．腫瘍胞巣辺縁は浸潤性増殖を示
　　　　し，辺縁の細胞には核異型がみられる．

るいは散在性であり，全体に及ぶことはない．

良悪性について議論のある疾患

1．ケラトアカントーマ（keratoacanthoma：KA）

　高齢者の露光部に好発する中央に角栓を伴う半球状結節で，急速に増大し自然消退することが多い．典型的な組織像としては，中央に角栓（角質塊）を含むクレーター状（噴火口状）構築を示す腫瘍で，小型円形核とすりガラス状淡好酸性細胞質をもつ有棘細胞様細胞（large pale-pink cell，大型澄明桃色細胞）が増殖し，多房性病変を形成する（図 4）．時期による病理組織像の変化があり，増殖期，成熟期，消退期の 3 病型に分類できる．増殖期（図 5）では角化物で満たされた複数の上皮が陥入し，多房性の病変を形成するが，クレーター状構築はまだみられない．Large pale-pink cell は病変深部に限局し，腫瘍胞巣辺縁では核異型や核分裂像がみられる．周囲間質との境界が不明瞭にな

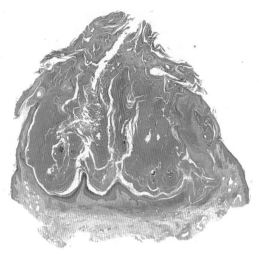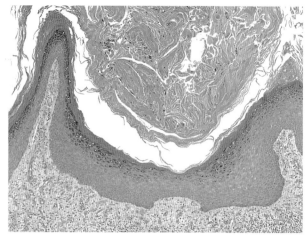

図 6. ケラトアカントーマ，消退期病変
a：菲薄化した上皮で構成されるクレーター状病変
b：上皮は菲薄化し，顆粒細胞層を伴う.

ることもある．増殖期から成熟期の間質には炎症細胞浸潤がみられ，腫瘍胞巣内に微小膿瘍を伴うこともある（図4）．消退期（図6）では，クレーター状構築は部分的に残存するのみとなり，上皮は菲薄化する．Large pale-pink cell は菲薄化していない上皮に限局する．Large pale-pink cell には核異型はみられない.

自然消退するという臨床経過から良性の表皮/毛包系腫瘍であるという考え[2]がある一方で，欧米を中心に高分化型有棘細胞癌の亜型とする考え[3]もある．また単一の疾患単位ではなく，複数の腫瘍を含んだ疾患群とする考え[4]もある．Misago ら[5]は，KA を毛包漏斗部および峡部への分化を示す良性毛包系腫瘍で，生物学的に不安定な特性をもつため，ときに悪性化することがあるという考えを提唱した．悪性化した KA は有棘細胞癌を伴い，KA-like squamous cell carcinoma，KA with malignant transformation と呼ばれる．組織学的には KA と診断できる領域と有棘細胞癌の領域がみられる．この考え方に基づくと，臨床的に KA と考える場合，基本的には全摘出が望まれる．なお，全摘出検体で KA と病理診断した場合，追加切除は不要である．また，部分生検で KA と病理診断した場合，悪性化した部位が観察できていない，あるいは残存部が今後悪性化する可能性があるため，経過観察が必要である.

悪性疾患

1．上皮内有棘細胞癌

腫瘍細胞の増殖が表皮あるいは付属器上皮内にとどまっている有棘細胞癌で，日光角化症と Bowen 病がある.

a）日光角化症（actinic keratosis）（図 7）

露光部に生じる上皮内有棘細胞癌で，浸潤性有棘細胞癌に進展するが，自然消退することもある．典型的には錯角化を伴って表皮基底層から有棘層中層に腫大した異型を示す核を有する細胞が不規則に増殖する．腫瘍細胞は表皮の下端で蕾状に増殖することもある．しばしば腫瘍細胞層と異型のない有棘層の間に裂隙を伴う．通常，毛包・汗管開口部は好塩基性に染色される正角化を示し，腫瘍細胞が増殖する表皮では好酸性に染色される錯角化を伴い，好酸性と好塩基性が交互にみられる角層となる（pink and blue sign）．病変が進行すると毛包や汗管上皮の基底層に沿って腫瘍細胞が増殖する．真皮網状層に弾力線維の日光変性がみられ，ときに炎症細胞浸潤を伴う．基底層の空胞変性と真皮上層に帯状の炎症細胞浸潤を伴う苔癬型，腫瘍細胞が極融解を示す極融解型，腫瘍細胞にメラニン色素の沈着を伴う色素沈着型，表皮全層に腫瘍細胞が分布する Bowen 病型の亜型がある．日光黒子，脂漏性角化症を背景に出現

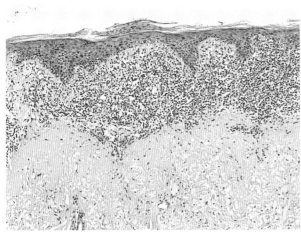
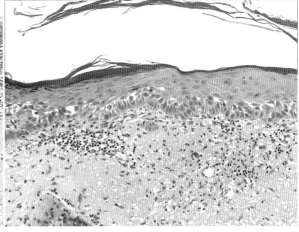

a | b

図 7. 日光角化症
　a：錯角化を伴って表皮内に異型細胞が増殖する真皮網状層に弾力
　　線維の日光変性がみられ, 帯状の炎症細胞浸潤を伴う.
　b：基底層から異型細胞がみられ, 異型のない有棘層の間に裂隙を
　　形成している.

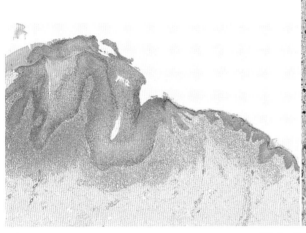
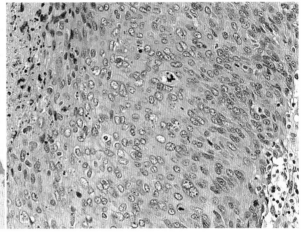

a | b

図 8. Bowen 病
　a：肥厚した表皮内で異型細胞が全層性に増殖している. 真皮に
　　炎症細胞浸潤を伴う.
　b：多核の腫瘍細胞(clumping cell)や異常角化細胞(dyskeratotic
　　cell), 核分裂像がみられる.

することや, 疣贅状・クレーター状構築あるいは
いわゆる皮角を形成した病変になることがある.

　b）Bowen 病(Bowen disease)(図 8)
　躯幹・四肢に好発するが, 露光部・非露光部を
問わず出現する鱗屑痂皮を伴う紅褐色局面を呈す
る. 表皮および表層付属器上皮内に限局して, 全
層性あるいは散在性に異型細胞が増殖する. 腫瘍
細胞の核は腫大し, クロマチンが増量し, 表皮上
層まで核分裂像がみられる. 多核の腫瘍細胞

(clumping cell)や異常角化細胞(dyskeratotic
cell)を伴うこともある. ときに腫瘍細胞は淡明な
細胞質を有する. しばしば錯角化や顆粒層の消失
を伴う. 異型のない基底層が残存することがある
(eye-liner sign). 異型が目立たない症例では免
疫染色で Ki-67 の表皮全層陽性像を確認するのが
有用である. 疣贅状・クレーター状構築を形成す
ることがある. 腫瘍細胞が胞巣を形成して孤在性
にあるいは散在性に分布する症例では, 乳房・乳

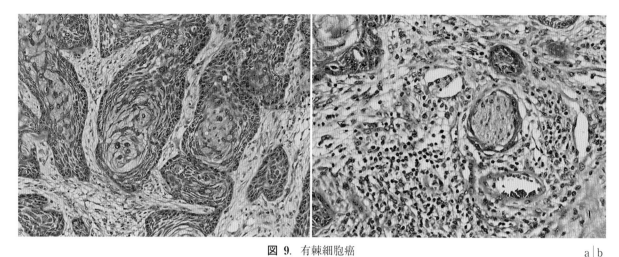

図 9. 有棘細胞癌　　　　　　　　　　　　　　　　　　　　a｜b
a：異型の有棘細胞様細胞が大小不規則な胞巣を形成して，
　　真皮網状層に浸潤性に増殖している．
b：神経浸潤がみられる．

房外 Paget 病，上皮内悪性黒色腫，クローン型脂漏性角化症，単純性汗腺棘細胞腫との鑑別が必要で，免疫染色を用いた検討が必要となることが多い．また，外陰部の病変では Bowen 病様丘疹症も鑑別となるが，病理組織像だけではなく臨床像も参考にする必要がある．

2．有棘細胞癌（squamous cell carcinoma）

真皮網状層以深に異型の有棘細胞様細胞が浸潤性に増殖し（図 9），様々な組織型を示す．角化傾向および細胞異型の程度から判断した分化の程度による Broders 分類[6]，発生母地となる上皮内病変をもとにした福本らの分類[7]，転移リスクに関連する組織学的細分類に基づいた Cassarino らの分類[8),9)]など種々の分類がある．皮膚悪性腫瘍ガイドライン第 3 版有棘細胞癌診療ガイドライン2020[10]では，皮膚有棘細胞癌のリスク分類として，1 つでも該当すれば局所再発や転移をきたす可能性が高くなる項目を，発生部位と直径，臨床所見，組織学的所見に分けて挙げている．このなかで病理組織学的に確認できる項目としては，低分化，皮下脂肪組織以深の浸潤，tumor thicknessが 6 mm 以上，神経・脈管侵襲，そして acantholytic, adenosquamous, desmoplastic, metaplasticの組織亜型があり，これらの項目の有無については治療方針の決定のために重要である．今回はWHO 分類[11]で取り上げられている組織亜型に加えて，Cassarino らの分類で転移率の高い高悪性度群とされる組織亜型の病理組織像を解説する．De novo squamous cell carcinoma と放射線，熱傷瘢痕，免疫不全などの先行病変がある squamous cell carcinoma arising in association with predisposing factor については，病歴など臨床情報からの判断も必要であり組織像の解説は割愛した．

a）Verrucous squamous cell carcinoma（図 10）

不完全切除により高率に再発し局所破壊性を示すが，遠隔転移は稀である．過角化を伴って有棘細胞様細胞が内・外方性に増殖する．真皮方向では舌状・棍棒状に増殖した腫瘍胞巣がみられ，胞巣間の間質，血管数が減少するのが特徴的である．全体的に腫瘍細胞の核異型はごく軽度で,内方性増殖部の辺縁部に核異型がみられるのみである．

b）Acantholytic squamous cell carcinoma（図 11）

高リスク亜型の 1 つとされている．全体像は通常型有棘細胞癌と同様であるが，腫瘍胞巣内の腫瘍細胞間接着が失われ棘融解が生じ，偽腺腔様構造を呈する．ときに脈管腔様にみえることがあり，血管肉腫との鑑別が必要になる症例もある．

c）Lymphoepithelial carcinoma（図 12）

真皮に高度のリンパ球，形質細胞浸潤を伴って低分化の有棘細胞癌胞巣がみられ，上咽頭癌に類似した病理組織像を示す．上咽頭癌とは異なり，

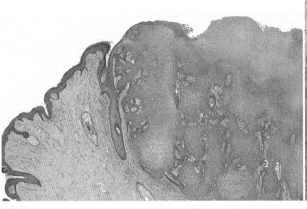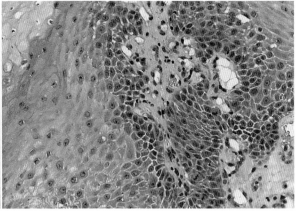

a | b

図 10. Verrucous squamous cell carcinoma
　　a：過角化を伴って有棘細胞様細胞が内・外方性に増殖している．真皮方向では舌状・
　　　棍棒状に増殖した腫瘍胞巣がみられ，胞巣間の間質，血管数が減少している．
　　b：内方性増殖部の辺縁部で核異型がみられる．

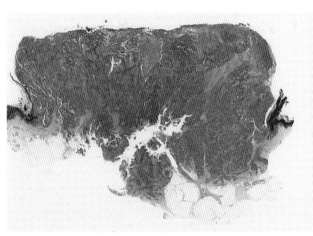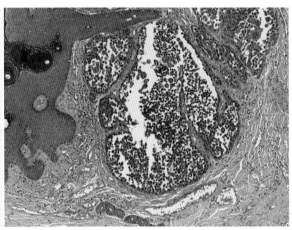

a | b

図 11. Acantholytic squamous cell carcinoma
　　a：隆起性病変で異型細胞が不規則な胞巣を形成し浸潤性に増殖している．
　　b：腫瘍胞巣内の腫瘍細胞間接着が失われ極融解が生じ，偽腺腔様構造を呈している．

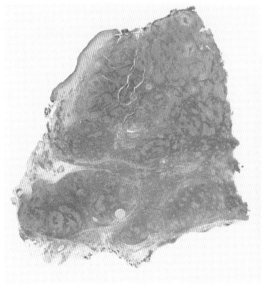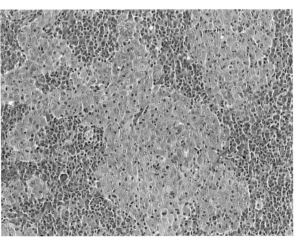

a | b

図 12. Lymphoepithelial carcinoma
　　a：腫瘍胞巣周囲に高度の炎症細胞浸潤を伴っている．
　　b：異型の有棘細胞様細胞が胞巣を形成している．角化はみられない．

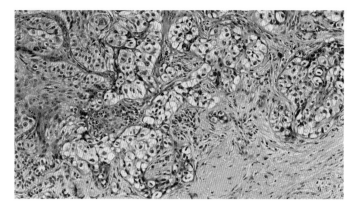

図 13.
Clear cell squamous cell carcinoma
淡明な細胞質を有する異型細胞が胞巣を
形成して増殖している.

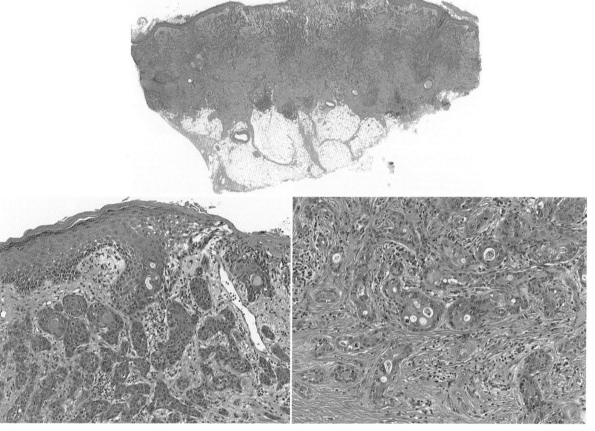

図 14. Adenosquamous squamous cell carcinoma
(兵庫県立がんセンター皮膚科:高井 利浩先生のご厚意による)

a
b	c

a:表皮と連続して真皮から皮下脂肪組織に腫瘍細胞が大小の腫瘍胞巣を
　形成し,浸潤性に増殖している.
b:病変上層では扁平上皮分化を示す腫瘍細胞がみられる.
c:病変下層では胞巣内に腺腔構造がみられる.

EB ウイルスとの関連は証明されていない.

　d)Clear cell squamous cell carcinoma(図13)
　扁平上皮癌の稀な亜型である.高齢男性の日光
露光部,頭頸部に好発する.臨床像および組織像
は通常型扁平上皮癌と大きな違いはないが,淡明
な細胞質を有する腫瘍細胞が全体の 25%以上を
占める.淡明細胞の細胞質はPAS陽性となる.予
後は通常型扁平上皮癌と変わらない.

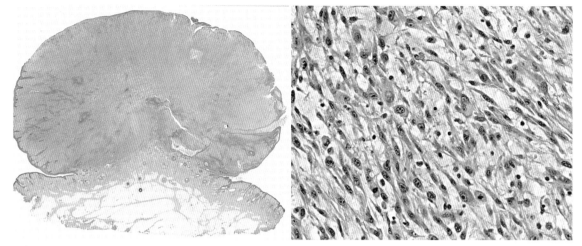

a | b

図 15. Spindle cell squamous cell carcinoma
a：部分的に表皮が欠損し潰瘍化した隆起性病変
b：隆起部真皮に多形性を示す紡錘形腫瘍細胞が束状構造を
　形成して増殖する.

e）Adenosquamous squamous cell carcinoma（図 14）

高リスク亜型の 1 つである. 皮膚付属器腫瘍のエクリン・アポクリン系悪性腫瘍である squamoid eccrine ductal carcinoma と同義とされている. 表皮と連続して真皮から皮下脂肪組織に腫瘍細胞が大小の腫瘍胞巣を形成し, 浸潤性に増殖する. 病変上層では扁平上皮分化を示す腫瘍細胞がみられ, 下層では腺腔構造が目立つことが多い. 核異型は高度で, 多数の核分裂像を伴う.

f）Spindle cell squamous cell carcinoma（図15）

隆起性病変を形成することが多く, 真皮から皮下脂肪組織に, 角化傾向に乏しく, 多形性を示す紡錘形腫瘍細胞が束状構造を形成して増殖する. 背景に高度の弾力線維の日光変性を伴い, ときに上皮内有棘細胞癌がみられることもある. Atypical fibroxanthoma などの肉腫, 悪性黒色腫などが鑑別となり, 診断に免疫染色が必要なことも多い. 汎上皮マーカー AE1/AE3 が陰性化することがあるため, 複数の上皮マーカーを組み合わせて発現を検討することが重要である.

g）Squamous cell carcinoma with sarcomatoid differentiation（Metaplastic carcinoma）

高リスク亜型の 1 つである. 典型的には角化を示す通常型有棘細胞癌成分と軟骨・骨・横紋筋などの肉腫様成分がみられる. 肉腫様成分としては腫瘍全体における肉腫様成分の割合は様々なため, 生検時の診断には複数箇所からの採取が必要である.

h）Bowen disease with invasion

Bowen 病の像を伴い, 有棘細胞あるいは基底細胞様が中心壊死を伴う腫瘍胞巣・結節を形成して浸潤性に増殖する. Cassarino らの分類で高悪性度群に分類されている.

i）Squamous cell carcinoma arising in proliferating trichilemmal（pilar）tumor（図16）

現行の WHO 分類では皮膚付属器腫瘍の章, 悪性毛包系腫瘍のなかに分類される proliferating trichilemmal tumor（PTT）に包括されている. PTT は, 良性から中間悪性（atypical）, そして悪性まで一連のスペクトラム上にある疾患概念である. 真皮から皮下脂肪組織にある結節状病変で, 多結節状の囊腫状構造がみられる. 病変内では豊富な好酸性細胞質を有する有棘細胞様細胞が増殖し, 囊腫内腔では顆粒層を伴わずに塊状に角化するいわゆる外毛根鞘性角化を示す. 腫瘍胞巣辺縁では小型基底細胞様細胞がみられる. 核異型が目立たない良性病変, 部分的に核異型や核分裂像がみられる中間悪性病変から進展して, 異型を示す

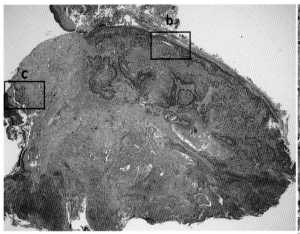
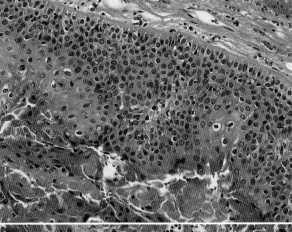

a	b
	c

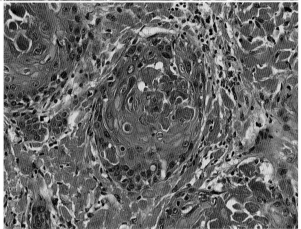

図 16.

Squamous cell carcinoma arising in proliferating trichilemmal tumor

（福本皮フ病理診断科：福本 隆也先生のご厚意による）

 a ：真皮から皮下脂肪組織にある結節状病変で，多結節状の嚢腫状構造がみられる．

 b ：嚢腫内腔では顆粒層を伴わずに塊状に角化するいわゆる外毛根鞘性角化を示している．

 c ：一部で異型を示す腫瘍細胞が間質に浸潤性に増殖している．

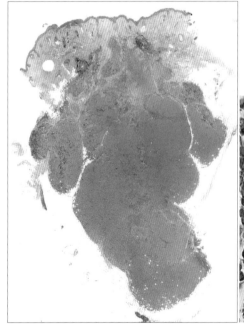

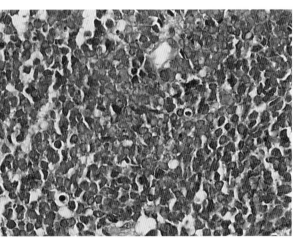

図 17. Merkel cell carcinoma   a | b

 a ：真皮から皮下脂肪組織にかけて境界明瞭な結節性病変（small round blue cell tumor）

 b ：N/C 比の高い微細顆粒状のクロマチンを有する中型の類円形核を有する腫瘍細胞

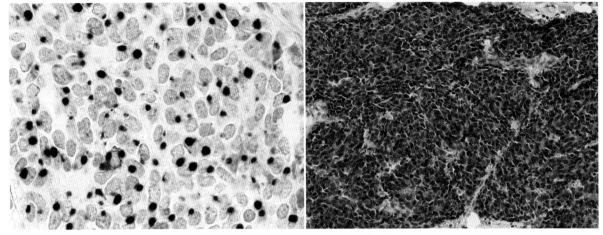

図 18. Merkel cell carcinoma の免疫染色
 a：CK20　ドット状染色像
 b：CM2B4　Merkel 細胞ポリオーマウイルス Large T 抗原に対するモノクローナル抗体
 （佐賀県医療センター好生館皮膚科：永瀬 浩太郎先生のご厚意による）

腫瘍細胞が間質浸潤性に増殖する悪性病変があり，同部は通常型の有棘細胞癌と区別できないことがある．Cassarino ら[9]は，基本的には良性の cystic squamous neoplasm であるが，再発や有棘細胞癌に進展する可能性があるとし，有棘細胞癌に進展した症例は高悪性度群に分類するべきとしている．

j）Desmoplastic squamous cell carcinoma

高リスク亜型の1つである．類円形から紡錘形の核を有する有棘細胞様細胞が索状構造あるいは小胞巣を形成して，線維形成性間質に浸潤性に増殖する．癌真珠や個細胞角化がみられることもある．腫瘍全体の 30％以上に上記所見があるものをこの亜型とする．神経侵襲を伴いやすい．

3．Merkel 細胞癌：Merkel cell carcinoma（MCC）

皮膚原発の神経内分泌腫瘍．高齢者の日光露光部に好発し，やや男性に多い．稀に自然消退することがある．MCC の腫瘍細胞から同定された Merkel 細胞ポリオーマウイルス（MCPyV）陽性例と陰性例に分類され，発癌機序や予後が異なると考えられている．MCPyV の検出方法には，PCR 法や免疫染色などがある．MCPyV 陰性例は陽性例に比較して予後不良である．

典型的な組織像（**図 17**）では，真皮から皮下脂肪組織にかけて境界明瞭な結節性病変がみられ，表皮との連続は稀である．腫瘍細胞は，N/C 比の高い微細顆粒状のクロマチンを有する類円形核を有し，small round blue cell tumor と称される腫瘍の組織形態を示す．核の大きさは小型から大型で，中間型の症例が最も多い．また，核の多形性を示す症例は MCPyV 陰性例であることが多い[12]．日光角化症や Bowen 病を含む有棘細胞癌を中心とした悪性腫瘍が同一病変内にみられることがあり（combined MCC），このような症例では通常 MCPyV は陰性となる[13]．免疫染色にて，腫瘍細胞は上皮性マーカー（CAM5.2，AE1/AE3，CK20，34βE12，Ber-EP4，EMA，ときに CK7）と神経内分泌マーカー（chromogranin A，synaptophysin，CD56，INSM1），そして neurofilament，STAB2 が陽性となる．特に CK20 および neurofilament が核周囲でドット状（球状，滴状）に染色される所見が MCC の診断に有用である（**図 18-a**）．ただし，MCC では必ずドット状染色像がみられるわけではなく，細胞質や細胞膜に陽性となる場合もある．また，CK20 陰性の MCC もあり，そのような症例は MCPyV 陽性率が低いとされる[14]．神経内分泌マーカーのなかでは INSM1 の感度が最も高い．MCPyV 陽性例では Large T 抗原に対するモノクローナル抗体（CM2B4，Ab3）が陽性となる（**図 18-b**）．

参考文献

1）村澤章子ほか：角質囊腫の形成機序-病理組織所見から推測した3つの機序-. 皮膚臨床, **45**：915-919, 2003
2）Habif TP, et al：Benign skin tumors. In Baxter S（ed）：Clinical Dermatology, 3rd ed. pp.638-639, Mosby-year book, St Louis, 1996.
3）Carr R, et al：Keratoacanthoma. WHO Classification of Tumours. Skin Tumours, WHO Classification of tumours series, 5th ed. International Agency for Research on Cancer, Lyon, France, 2023.
4）安齋眞一ほか：ケラトアカントーマ-最近の話題. 皮病診療, **32**：600-606, 2010.
5）Misago N, et al：The changes in the expression levels of follicular markers in keratoacanthoma depend on the stage：keratoacanthoma is a follicular neoplasm exhibiting infundibular/isthmic differentiation without expression of CK15. *J Dermatol*, **41**：437-446, 2014.
6）Broders AC：Squamous cell epithelioma of the skin. *Ann Surg*, **73**：141-160, 1921.
7）福本大輔ほか：皮膚原発浸潤性有棘細胞癌（Primary Cutaneous Invasive Squamous cell carcinoma）の臨床病理学的新分類と予後の関係. 日皮会誌, **121**：2247-2255, 2011.
8）Cassarino DS, et al：Cutaneous squamous cell carcinoma：a comprehensive clinicopathologic classification. Part one. *J Cutan Pathol*, **33**：191-206, 2006.
9）Cassarino DS, et al：Cutaneous squamous cell carcinoma：a comprehensive clinicopathologic classification. Part two. *J Cutan Pathol*, **33**：261-279, 2006.
10）安齋眞一ほか：皮膚悪性腫瘍ガイドライン第3版 有棘細胞癌診療ガイドライン 2020. 日皮会誌, **130**：2501-2522, 2020.
11）Messina, et al：Squamous cell carcinomas. WHO Classification of Tumours. Skin Tumours, WHO Classification of tumours series, 5th ed. International Agency for Research on Cancer, Lyon, France, 2023.
12）Higaki-Mori H, et al：Association of Merkel cell polyomavirus infection with clinicopathological differences in Merkel cell carcinoma. *Hum Pathol*, **43**：2282-2291, 2012.
13）Suarez AL, et al：Clinical and dermoscopic features of combined cutaneous squamous cell carcinoma（SCC）/neuroendocrine［Merkel cell］carcinoma（MCC）. *J Am Acad Dermatol*, **73**：968-975, 2015.
14）Miner AG, et al：Cytokeratin 20-negative Merkel cell carcinoma is infrequently associated with the Merkel cell polyomavirus. *Mod Pathol*, **28**：495-504, 2015.

MB Derma, 343：23-38, 2024.

◆特集／基礎から学ぶ！皮膚腫瘍病理診断

汗腺系腫瘍

高井利浩*

Key words：汗腺腫瘍(sweat gland tumor)，汗管腫瘍(sweat duct tumor)，エクリン汗腺(eccrine apparatus)，アポクリン汗腺(apocrine apparatus)

Abstract 皮膚の汗腺系腫瘍は，ほかの領域と同様，正常組織との形態学的あるいは免疫形質上の類似性，機能的な類似性により分化方向を決定し，良悪性を判定して診断名を確定する．汗腺への分化は，管腔の形成，腺腔の形成や，粘液産生能などで判断される．同一の分化方向を示す腫瘍でも構築パターンが異なると独立した病名が付される場合もあり，初学者には敷居の高い印象があるかもしれないが，分化の捉え方や診断の手がかりの所見を知ることが理解への第一歩である．臨床的に重要なもの，頻度の高いものを中心に，病理組織像について解説する．

はじめに

本稿では，汗腺系腫瘍の病理組織診断につき解説する．紙幅の制限もあり，臨床像については鑑別上重要度が高い特徴を記載するにとどめ，肉眼像やダーモスコピー所見については触れない．また稀な腫瘍も網羅しきれないため，それらについては成書[1]などを別途参照されたい．

汗腺腫瘍の診断名は，ほかの腫瘍性病変と同様，分化の方向と，良悪性を判断してなされる．汗管への分化を支持する所見としては，好酸性のクチクラ層を有する管腔(図1)や，表皮との連続性などがある．

汗腺への分化を示唆する所見は，クチクラ層を有さない腺腔構造の形成，粘液の産生，筋上皮細胞との二相性などが主なものである(図2)．汗腺腫瘍ではエクリン腺とアポクリン腺，そして肛門外陰部乳腺様組織への分化などがあるが，腺管腔に向かって細胞質が突出する断頭分泌や，長く蛇行する管腔をみる場合はアポクリン分化を念頭に置く．ただし汗管レベルではエクリン腺，アポク

リン腺で構造や細胞像に違いはないため，汗管に主に分化する腫瘍ではエクリン腺かアポクリン腺かを区別せずに診断することが一般的である．肛門外陰部乳腺様組織への分化を示す腫瘍は，外陰部，肛囲という部位的な特異性がある．

以下，主な汗腺系腫瘍をその増殖様式で分類し，良悪性のカウンターパートが存在するものはそれらを一組として対比し，存在しないものは個別に解説する．

充実性結節状の増殖を主体とするもの

1．汗孔腫と汗孔癌

a）汗孔腫(poroma)/孔細胞新生物(poroid cell neoplasms)

表皮内汗管や真皮内汗管の上部への分化を示す腫瘍で，表皮内あるいは表皮と連続/非連続に真皮内の結節病変を形成するものである．

腫瘍細胞胞巣の大きさや構築パターンにより4つの組織型に分けられる(図3, 4)．

⑴hidracanthoma simplex(Smith-Coburn type)：表皮内に限局して増殖し，いわゆる表皮内上皮腫のパターンをとる(図3)．

⑵dermal duct tumor：真皮に限局して大小の

* Toshihiro TAKAI，〒673-8558 明石市北王子町13-70 兵庫県立がんセンター皮膚科，部長

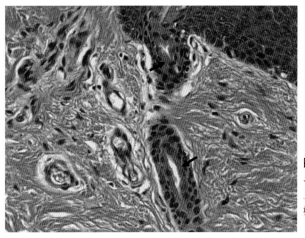

図 1.
エクリン汗管
上方の表皮内汗管,下方の真皮内汗管とも,
好酸性クチクラ層で内腔が縁取られる(矢印).

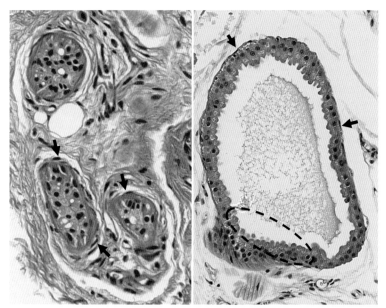

図 2. 汗腺の正常構造
　左:エクリン腺の分泌部.明調細胞と暗調細胞から構成さ
　　れ,最外層には筋上皮細胞が縁取る(矢印).
　右:アポクリン腺の分泌部.筋上皮細胞(矢印)との二相性が
　　あり,内腔には断頭分泌がある(点線○).

結節が散在する.

(3) eccrine poroma(Pinkus type):表皮と連続
して真皮内で索状に吻合しつつ増殖する(図4・左
上).

(4) poroid hidradenoma:真皮深層から皮下に
大型の結節を形成する(図4・右上).

同一病変内でこれらのうち複数のパターンを示
す例も多く,そのことからも,上記4つの組織型
は同一の新生物の異なる病理組織学的表現型であ
ると考えられている.

　病理組織学的に,すべての型は2つのタイプの
腫瘍細胞から構成される.円形～楕円形の核を有
し,好塩基性で胞体に乏しい孔細胞(poroid cell)
と,孔細胞より大きく,豊富で好酸性の胞体を持
ち,一部は細胞質内空胞を示す小皮縁細胞(cutic-
ular cell)である.孔細胞が主体であることが多い
が,小皮縁細胞において細胞質内管腔もしくは細
胞間管腔を形成する(図4・右下).細胞間の裂隙
や,間質が変性するなどして空隙状になったもの
を細胞間管腔と間違わないよう注意が必要であ

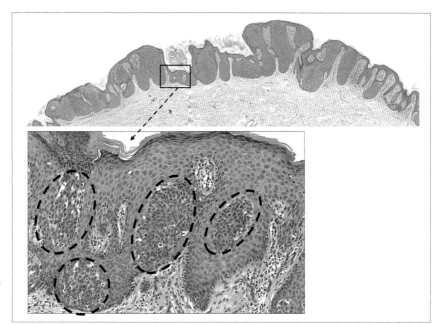

図 3.
Hidracanthoma simplex
孔細胞が表皮内で境界明瞭
な胞巣を形成する（点線○）.

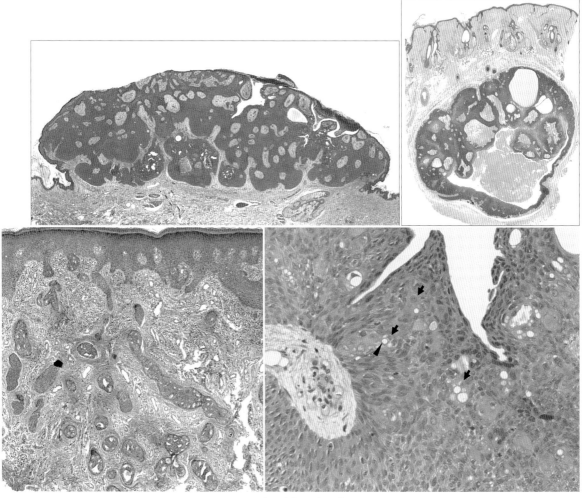

図 4. 孔細胞新生物の各型
Eccrine poroma（Pinkus type，左上）は表皮と連続して真皮内で結節形成，dermal duct
tumor（左下）では真皮内の大小の結節状の散在性増殖，poroid hidradenoma（右上）では
真皮から皮下に充実性結節形成を示す．いずれのタイプでも小型で類円形の孔細胞が結
節性増殖し，小皮縁細胞（右下：矢印）に細胞質内管腔（右下：矢頭）がみられる.

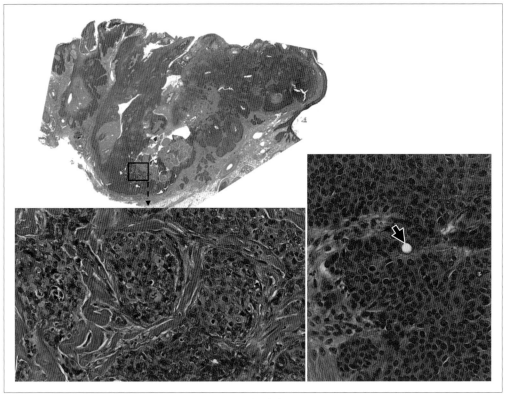

図 5. 汗孔癌
悪性腫瘍としての構築を示し（上），異型上皮細胞の浸潤性増殖の部分（左下）と，異型の乏しい孔細胞，小皮縁細胞と管腔形成（右下：矢印）があり，汗孔腫と診断できる部位がある．

る．免疫染色では管腔構造の管腔内面に CEA や EMA が陽性となり，真の管腔形成の確認に有用である．

汗孔腫における病理組織学的鑑別診断は以下の腫瘍が挙げられる．

- **クローン型脂漏性角化症（clonal seborrheic keratosis）**：Hidroacanthoma simplex との鑑別が問題となることがある．真の管腔形成の存在は後者を示唆する．
- **汗腺腫（hidradeoma）**：Poroid hidradenoma と構築が類似する．Poroid hidradenoma は孔細胞と小皮縁細胞で構成され，汗腺腫でみられる *MAML2* 遺伝子転座ではなく，*YAP1-NUTM1* や *YAP1-MAML2* 融合遺伝子を持つ．
- **汗孔癌（porocarcinoma）**：良性の孔細胞新生物でも小皮縁細胞を中心に核の大小不同がみられ得るが，異型の乏しい細胞が多く，核分裂像は顕著ではない．

b）汗孔癌（porocarcinoma）

汗孔腫の悪性カウンターパートである．孔細胞あるいは小皮縁細胞への分化を示す腫瘍細胞から構成される．良性の孔細胞新生物からの悪性転化で生じることもあり，良性成分の残存を部分的に確認できることもしばしばある．良性成分がない例では，腫瘍細胞の汗管分化を確認することが重要である（**図5**）．

孔細胞新生物の4型（hidroacanthoma simplex, eccrine poroma, dermal duct tumor, poroid hidradenoma）のいずれかに類似した構築パターンや，複数の型の混合したパターンをとりやすいが，どれにも該当しない浸潤性増殖のこともある．良性の孔細胞新生物と同様に，孔細胞（poroid cells）様，小皮縁細胞（cuticular cells）様の腫瘍細胞とが様々な割合で増殖する．腫瘍細胞は核異型を示し，核分裂像も多数みられる．小皮縁細胞の部で管腔構造がみられる．

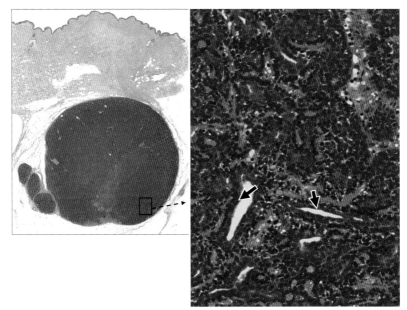

図 6. らせん腺腫
好塩基細胞の結節性増殖を示し, 胞巣内部にやや長い管腔
とそれを囲む小皮縁細胞(矢印)と孔細胞より構成される.

免疫染色では, 良性病変と同様, 管腔構造の内腔にCEAやEMAが陽性となる. CD117(KIT)は汗孔癌ではほとんどの例で部分的またはびまん性に中等度以上の染色性をもって陽性になるが, 有棘細胞癌では多くの例で陰性で, 2割程度が基底層に限局する陽性所見を示すにとどまり, これら2者の鑑別に有用と報告されている[2]. 部分的に陽性で, 有棘細胞癌(CD117は陰性)との鑑別に有用と報告されている[2].

病理組織学的鑑別疾患と鑑別の要点を以下に示す.

・有棘細胞癌(squamous cell carcinoma):汗孔癌が表皮と連続を有して浸潤増殖する場合に鑑別が問題となる. 良性の孔細胞新生物に類似した構築や良性成分の併存, 真の管腔形成の存在, 上述のCD117免疫染色などが鑑別のポイントとなる.

・汗腺腫癌(hidradenocarcinoma):構成細胞の形態で鑑別する. 汗腺腫 vs 孔細胞新生物の場合と同様, 遺伝子変異の検索も有用である.

2. らせん腺腫/円柱腫とらせん腺癌

孔細胞新生物と同様, 小皮縁細胞と孔細胞に相当する2種類の細胞で構成され汗管分化を示すと考えられるが, 構築パターンが異なる腫瘍である. らせん腺腫と円柱腫は *CYLD*, *ALPK1*, *DNMT3A* などの遺伝子変異という発生機序を後述する円柱腫と共通して有し, また併存もしばしばみられることから, これら2者は同じスペクトラム上の病変の表現型の異なるものと考えられる.

a) らせん腺腫(spiradenoma)

らせん腺腫は真皮内, 特に皮下に及ぶ境界明瞭な単結節または多結節状の腫瘍である. 病変は線維性被膜を有し全体に好塩基性で, 単結節病変の場合は弱拡大でリンパ節に類似した印象を与える. 病変を構成するのは胞巣内部の管腔様構造を縁取るような淡好酸性の大型上皮細胞(小皮縁細胞に相当)と, 基底側に存在する核細胞質比の高い小型上皮細胞(孔細胞に相当)より構成される(図6). 胞巣内の管腔が長く蛇行する傾向, 間質にリンパ球浸潤が豊富, 間質は硝子様で血管に富み基底膜は肥厚する, といった特徴がある. 期間の経った病変では血管周囲に出血や浮腫, 肉芽組織形成が目立つことがある. また, 一部の例では後述する円柱腫を合併する.

b) 円柱腫(cylindroma)

主に真皮内, ときに皮下脂肪組織に及ぶ病変

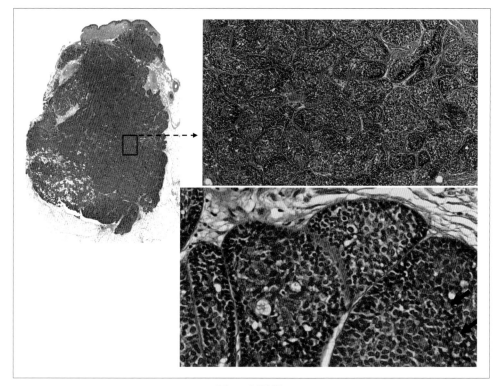

図 7. 円柱腫
真皮から皮下の結節（左）で好塩基性腫瘍細胞結節がジグソーパズル様に胞
巣形成する（右上）．胞巣には好酸性の基底膜様物質がある（右下：矢印）．

で，様々な大きさ，形の好塩基性腫瘍細胞結節が集簇して境界明瞭な腫瘤を形成する．構成細胞は外側の孔細胞と内側の小皮縁細胞であり，主要胞巣がジグソーパズル様と称される，狭い間質を介して密集するような分布が特徴的である（図 7）．胞巣には好酸性の基底膜様物質があり，PAS 染色で陽性を示す．しばしば上述のらせん腺腫の成分を併せ持つ．

c）らせん腺癌（spiradenocarcinoma）

既存のらせん腺腫から生じた悪性腫瘍である．病変内に，良性のらせん腺腫と診断可能な領域と，悪性腫瘍の領域とが併存する．悪性の成分は核異型や細胞形態は様々で，良性のらせん腺腫のような二相性は確認できない．らせん腺腫の悪性カウンターパートではあるが悪性成分のみでの診断は困難で，らせん腺腫の成分があって初めて診断可能である．その意味で de novo 発生のらせん腺癌という概念が成立しないため，らせん腺腫由来癌（carcinomas arising from preexisting spiradenoma）との呼称を推す立場もある[3]．

3．内分泌性粘液産生性汗腺癌と皮膚粘液癌

a）内分泌性粘液産生性汗腺癌（endocrine mucin-producing sweat gland carcinoma：EMPSGC）

神経内分泌と粘液産生の性格を兼ね備えたアポクリン腺系腫瘍である．皮膚粘液癌（mucinous carcinoma of the skin）とは一連のスペクラム上にあり，粘液癌の前駆病変ともいうべき位置付けで理解されている．良性カウンターパートはない．

臨床的に，中高年の顔面で，特に眼囲から頬部に報告が集中している．

真皮で単結節または多結節性に増殖する好塩基性の結節病変で，部分的に囊胞状を呈することもある．結節内にはムチンを内部に有する管状構造がみられる．

腫瘍細胞は淡い好塩基性〜好酸性または両染性の細胞質を持ち，核は比較的均一で核異型は目立たないことが多い（図 8）．

胞巣周囲には部分的に筋上皮細胞が縁取る二相性がみられ，そのような部分では浸潤性増殖とは

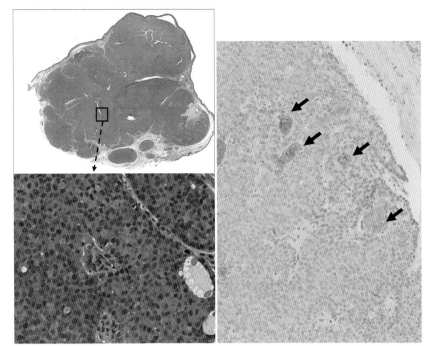

図 8. 内分泌性粘液産生性汗腺癌
真皮内の単結節性病変で(左上)，両染性の細胞質，軽度大小不同の
核を持つ細胞で構成される(左下)．アルシアンブルーで胞巣内のム
チンがハイライトされる(右：矢印).

解釈されない.

　免疫染色では synaptophysin, chromogranin, INSM1 などの神経内分泌マーカーが種々の割合で陽性となる．その他，陽性となるマーカーとしてはエストロゲン受容体(ER)，プロゲステロン受容体(PgR)，CK7 などが知られている．筋上皮細胞はα-平滑筋アクチン(SMA)，p63，CK5/6，S100 蛋白などの筋上皮マーカーが種々の程度に陽性となり二相性を確認できる.

　病変の一部に mucinous carcinoma of the skin の成分を伴うことがあり，上述のように2者は一連の病変と考えられている.

　内分泌性粘液産生性汗腺癌の病理組織学的鑑別診断は以下の腫瘍が挙げられる.

・**汗腺腫癌(hidradenocarcinoma)**：EMPSGC は核異型が乏しいため鑑別が問題となる．眼囲や頬部といった部位，粘液産生があること，筋上皮との二相性，神経内分泌マーカーの発現　などは EMPSGC を支持する.

・**アポクリン汗嚢腫(apocrine hidrocystoma)**：EMPSGC に類似することがある．粘液産生，神

経内分泌マーカー発現，結節性増殖主体の構築などは EMPSGC を支持する.

b）皮膚粘液癌(mucinous carcinoma of the skin)

　粘液産生を特徴とするアポクリン腺系の悪性腫瘍である．上述のように，本腫瘍の一部は EMPSGC から進展すると考えられている．EMPSGC 同様，眼囲や頬部の発生が多いが，躯幹，四肢，外陰部などにも発生し得る.

　真皮内に比較的境界明瞭な多結節性病変があり，顕著な粘液貯留を伴って，小さな腫瘍細胞胞巣が粘液のプールのなかに浮遊するごとき像を呈するのが特徴であるが，充実性胞巣が主体をなし，EMPSGC に近いような病変もある．粘液内に浮遊した腫瘍細胞塊では，分泌極性が内外逆転しており，胞巣外周側に断頭分泌像を示す(**図9**).

　免疫染色では CK7，CEA，EMA，GCDFP15，S100 蛋白，ER や PgR が陽性となる．神経内分泌マーカーも種々の程度に陽性となる．筋上皮細胞との二相性が保たれている部では筋上皮マーカーでそれがハイライトされる.

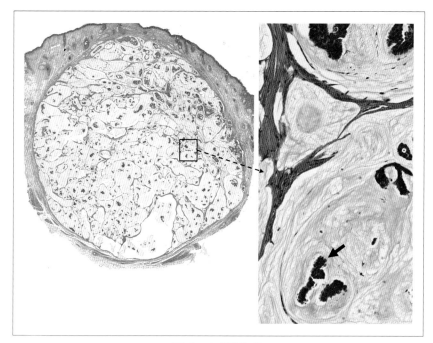

図 9. 皮膚粘液癌
真皮内の境界明瞭な結節で，顕著な粘液貯留の中に腫瘍細胞胞巣が浮遊する(左)．
粘液湖内に浮遊した腫瘍細胞塊は，胞巣外周側に断頭分泌像を示す(右：矢印)．

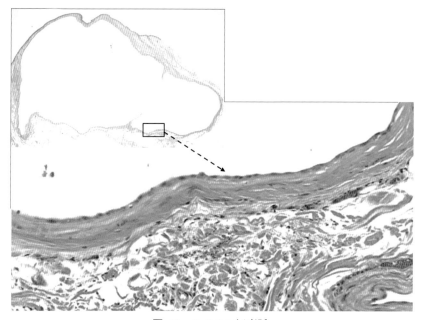

図 10. エクリン汗嚢腫
真皮内の少房性の嚢腫(左上)で，薄い壁は内腔側の管腔細胞
と外側の外周細胞とで構成される(下)．

　皮膚粘液癌の病理組織学的鑑別診断は以下の腫瘍が挙げられる．

・**皮膚転移性腫瘍**：乳腺や消化管にも粘液癌が生じ得るので，それらの除外が重要である．顔面発生であることは皮膚原発であることを示唆するが，乳腺や消化管領域の臨床的検索は必須といえる．

・**EMPSGC**：皮膚粘液癌と一連のスペクトラムを

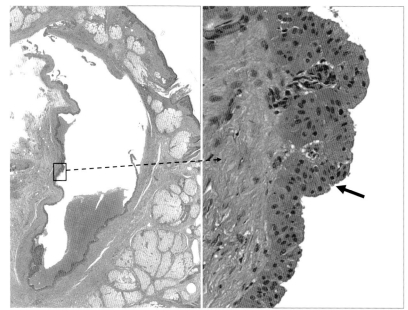

図 11. アポクリン腺嚢腫
真皮内嚢腫病変(左)で，内腔側で断頭分泌を示すアポク
リン腺上皮，外側で筋上皮細胞の二相性がある(右).

形成すると考えられるので，厳密に区別する必
要はない．どのような成分が主体かによって線
引きする．

嚢胞性結節状の構築を主体とするもの

1．エクリン汗嚢腫(eccrine hidrocystoma)
中年女性の顔面に多発することが多い．エクリ
ン汗管の拡張による貯留性嚢腫である．真皮内の
少房性の嚢腫病変で，内腔側の管腔細胞と外側の
外周細胞の2層で壁が構成される(**図 10**)．アポク
リン腺嚢腫のような断頭分泌や壁の上皮の細胞増
殖，筋上皮の裏打ちなどはみられない．

2．アポクリン腺嚢腫/アポクリン嚢胞腺腫，
　　乳頭状管状腺腫，乳頭状汗管嚢胞腺腫(ア
　　ポクリン分化を伴う管状乳頭状嚢胞状腺
　　腫：tubulopapillary cystic adenoma with
　　apocrine differentiation)
これらの3つの病変は，組織構築こそ各々異な
るものの，構成成分がいずれもアポクリン上皮と
筋上皮細胞である．しばしば互いに合併する，共
通して *BRAF* 遺伝子異常を有することがある，な
どの点から，統一概念として「アポクリン分化を
伴う管状乳頭状嚢胞状腺腫」と捉えることが提唱

されている[4]．本項ではその説に準拠し，これら
を一括して紹介する．

**a）アポクリン腺嚢腫(apocrine gland cyst)/
アポクリン嚢胞腺腫(apocrine cystade-
noma)**
アポクリン腺嚢腫(apocrine gland cyst)は，真
皮内に位置する嚢腫状病変で，内腔側で断頭分泌
像を伴うアポクリン腺上皮，外側で筋上皮細胞と
いう二相性を示す上皮で構成される．単房性のこ
とが多いが，断面の出方により多房性となって見
えることもある(**図 11**)．壁の上皮が部分的に増殖
肥厚し腺腫様変化を伴うと，アポクリン嚢胞腺腫
(apocrine cystadenoma)とも称される．

**b）乳頭状管状腺腫(papillary tubular ade-
noma)**
真皮から皮下脂肪組織にかけて，管腔様構造が
散在性に増殖する．個々の胞巣は2〜数層の上皮
細胞壁を有し，断頭分泌像を示す内側の腺細胞
と，外周側の筋上皮細胞から構成される．管腔構
造の内腔へ腺細胞が乳頭状に突出する像がみられ
る(**図 12**)．

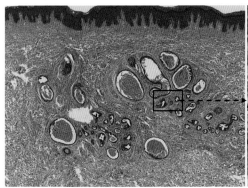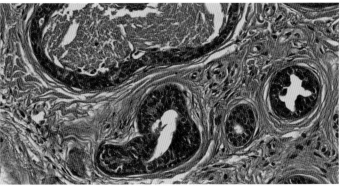

図 12. 乳頭状管状腺腫

真皮～皮下に，数層までの上皮細胞壁で，内側の断頭分泌を示す腺細胞
と外周の筋上皮細胞からなる管腔構造を散見する．

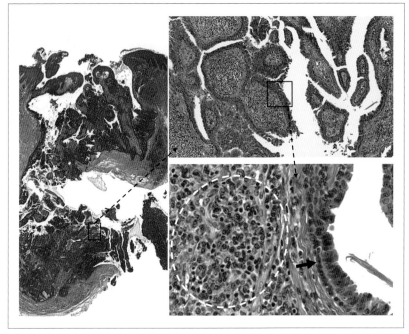

図 13. 乳頭状汗管嚢胞腺腫

皮表面に開口した嚢腫状の構築（左）の内腔へ間質と上皮の島状突出
がある（右上）．上皮壁は外側の筋上皮細胞，内側の腺上皮細胞との二
相性があり（右下：矢印），間質に形質細胞浸潤がある（同，点線○）．

c）乳頭状汗管嚢胞腺腫（syringocystade-noma papilliferum：SCAP）

　脂腺母斑に生じる二次腫瘍として知られるが，脂腺母斑非関連に発生することもある．表層で表皮と連続して外方に開口した嚢腫状の構築をとり，その内腔へ間質を伴って壁の上皮が乳頭状に突出増殖し，乳頭状突出が横断された島状の胞巣もみられる．上皮壁はアポクリン分化を示す内側の腺上皮と，外側の筋上皮細胞で構成されるとい

う二相性がある．入り込んだ間質内に形質細胞が多数浸潤するのが特徴である（図 13）．

　病理組織学的鑑別診断は以下の腫瘍が挙げられる．

・**乳頭状汗腺腫（hidradenoma papilliferum）**，次項：SCAP との鑑別が問題となることがある．乳頭状汗腺腫では外方に開口した嚢腫構造を示さず，腔内に島状の胞巣もみられないのが通常である．間質の形質細胞浸潤も通常は目立たな

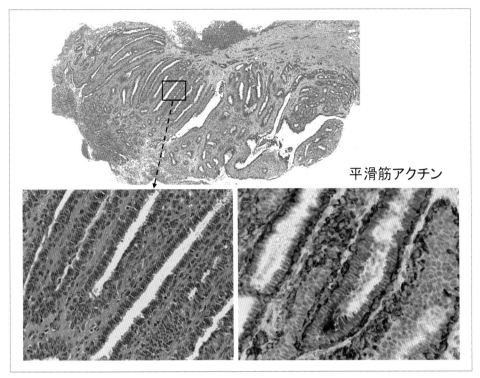

平滑筋アクチン

図 14. 乳頭状汗腺腫
表皮と連続しない真皮内の結節(上)で，内部に長く走行する腺管構
造を含む乳頭状構造があり，内腔で断頭分泌を示す細胞(左下)が，
外側の筋上皮細胞(右下：平滑筋アクチンの免疫染色で陽性)と二相
性を示す.

い．また乳頭状汗腺腫はほぼ例外なく女性の外
陰部・肛囲に限定される.

3．乳頭状汗腺腫(hidradenoma papilliferum)

肛門外陰部乳腺様腺を起源とする良性腫瘍であ
り，成人女性の外陰部・肛囲に限定される．通常
は表皮と連続のない真皮内の境界明瞭な結節で，
内部に向かっては長く走行する腺管構造を含む乳
頭状構造が増加する．構成細胞は，内腔側で断頭
分泌を伴う腺上皮細胞と，外側の筋上皮細胞の二
相性がある(図14).

乳頭状汗管囊胞腺腫との鑑別については前項を
参照いただきたい.

小胞巣・索状の散在性増殖を主体とするもの

1．汗管腫と汗管腫癌/微小囊胞性付属器癌 （microcystic adnexal carcinoma）

a）汗管腫(syringoma)

主に真皮内汗管への分化を示す良性腫瘍であ
る．女性の顔，特に下眼瞼に好発するほか，胸部
や外陰部にも好発する数mm程度の常色または淡
紅色〜褐色丘疹で，単発あるいは局所集簇する.

病理組織では小型の立方形上皮細胞の小さな胞
巣が真皮中層より上層で，膠原線維間に散在性に
分布する．胞巣は楕円形や曲線状の形をとり，オ
タマジャクシ様(tadpole-like)と称される．小さ
な突起を出したような胞巣が特徴的である(図
15).胞巣内は充実性あるいは管腔を有し，分泌物
を有することもある．背景の間質は膠原線維の増
加を示し，弱拡大でみたときに病巣に一致して線
維化の印象を与える.

胞体内にグリコーゲンが貯留し淡明となること
があり，大部分の構成細胞がそうである病変は澄
明細胞汗管腫(clear cell syringoma)と称され，糖
尿病と関連してみられることが知られる.

b）汗管腫癌(syringomatous carcinoma)/微 小囊胞性付属器癌(microcystic adnexal carcinoma）

汗管腫の悪性カウンターパートである．頭顔部

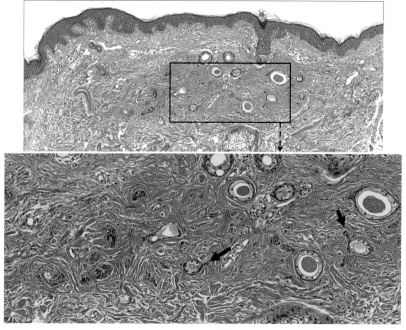

図 15. 汗管腫

真皮上〜中層の膠原線維間に小型の立方形上皮細胞の小胞巣が散在
する(上). 胞巣は楕円形や曲線状の形をとり，オタマジャクシ様の
突出がある(下：矢印).

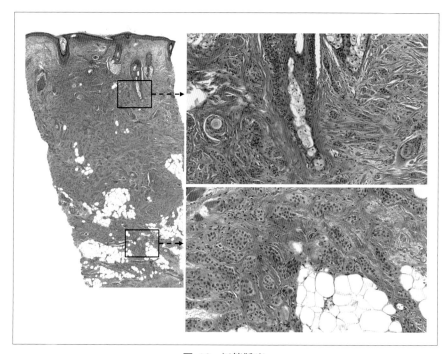

図 16. 汗管腫癌

真皮全層に小さな囊胞状/管腔状/充実性胞巣が増殖し(左)，
表層部では汗管腫に類似するが(右上)，皮下組織など深部浸
潤がある(右下).

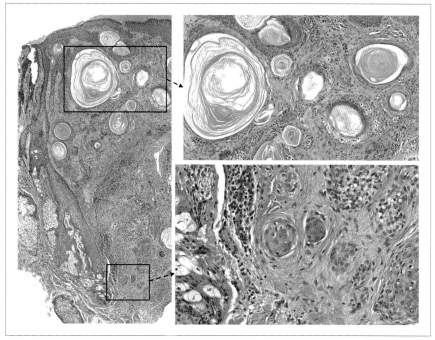

図 17. 汗管腫癌/微小囊胞性付属器癌
病変浅層の角化性囊腫状要素が，深部に向かい充実性〜管腔を
もつ索状へと移行する場合，微小囊胞性付属器癌と称される．

に好発し，病理組織学的には，真皮全層に小さな囊胞状/管腔状/充実性胞巣が増殖し，しばしば皮下脂肪組織にまで浸潤する(**図16**)．腫瘍間質は密な膠原線維増多を示す．汗管腫癌と類似した腫瘍として，微小囊胞性付属器癌がある．

　微小囊胞性付属器癌はアポクリン腺，毛包への分化を示す付属器悪性腫瘍とする考えもあるが，汗管腫癌と病理組織がしばしば類似することや，いずれも緩徐に局所破壊性増殖を示すが転移能は極めて低いといった生物学的態度も共通していることから，これら2者を区別せず一連のスペクトラム上の病変と捉える考え方もある[1)5)]．鼻や口唇周囲，眼囲に好発し，病理組織学的に，以下の3要素からなる．すなわち，病変浅層では，しばしば胞体の明るい角化細胞に囲まれた種粒腫様，囊胞状の角化構造，病変中部では，様々な大きさ，形を示す淡明または好酸性細胞の充実性胞巣，最深部では，上皮細胞が二相性を示し，均質な好酸球性クチクラ層で縁取られた管腔をもつ管状・索状胞巣(**図17**)で，これらが線維化した間質を背景に増殖する．腫瘍細胞の異型性は乏しく，核分裂像は稀であるため，浅い部分生検では毛包上皮腫

や汗管腫との鑑別が問題となる．微小囊胞性付属器癌では深部で傍神経浸潤を示すことが多く，診断の手がかりとなる．

　汗管腫，汗管腫癌における病理組織学的鑑別診断は以下の腫瘍が挙げられる．

・**基底細胞癌**(basal cell carcinoma：BCC)：特に斑状強皮症型(morpheiform BCC)や，微小結節型(micronodular BCC)が鑑別対象となる．BCC では細い索状の基底細胞様細胞からなる胞巣が硬化性の線維間質を伴い深部へ浸潤する．一部の胞巣の辺縁で柵状配列がみられる．管腔構造はない．

・**線維形成性毛包上皮腫**(desmoplastic trichoepithelioma)：細い索状の基底細胞様細胞の胞巣からなり，角質囊腫，線維間質を伴う．左右対称性，真皮中層までの浅在性病変で，管腔構造はない．

2．皮膚混合腫瘍(mixed tumorof the skin)

　真皮から皮下脂肪組織に，周囲組織との間に裂隙を形成して境界明瞭な結節病変を呈する．粘液沈着，軟骨様組織を有する豊富な間質を背景に，管腔様構造をとる上皮胞巣が散在する．アポクリ

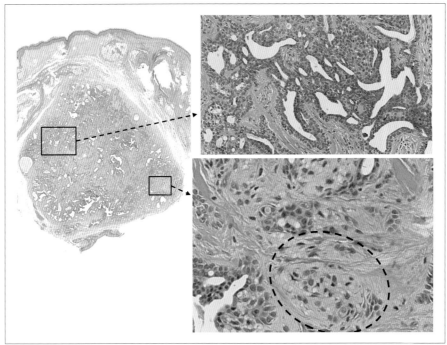

図 18. アポクリン型の混合腫瘍
境界明瞭な結節(左)で，管腔は長く大型で断頭分泌を示す(右上)．粘液様間質を背景に，形質細胞様形態の筋上皮細胞の結節状～個別性増殖がある(右下：点線○)．

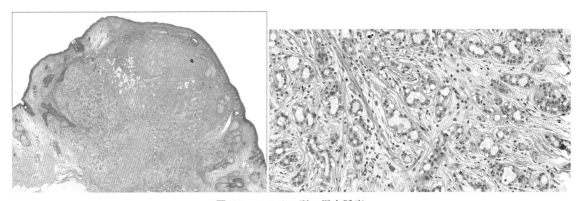

図 19. エクリン型の混合腫瘍
間質優位な病変内で小型の管腔構造をみる．

ン型の混合腫瘍では管腔は断頭分泌を示し，長く大型である．また，筋上皮細胞が単独で結節状増加し，間質に個別細胞で入り込むように浸潤し，形質細胞様形態を示すのが特徴で(**図 18**)，この筋上皮細胞の増殖こそが本腫瘍の本体とする考えが有力である．アポクリン型混合腫瘍では，上記のアポクリン腺管分化以外に，毛包や脂腺への幅広い分化所見を示すことが知られている．

エクリン型の混合腫瘍は稀で，同様の間質優位な病変で断頭分泌を欠く小型の管腔様胞巣がみられる(**図 19**)．

その他特殊なもの

1. 乳房外 Paget 病(extramammary Paget's disease)

高齢者の外陰部発症が大多数で，腋窩がそれに次ぐ．

初期病変では，表皮内でやや淡明な胞体を持つ

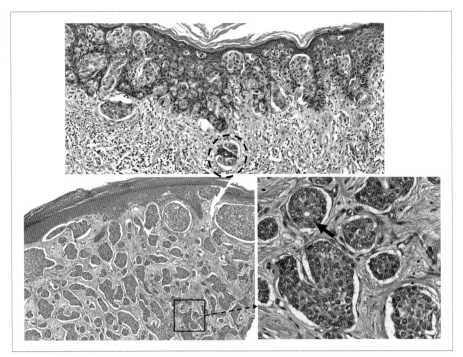

図 20. 乳房外 Paget 病
初期病変(上)では,表皮内で明るい胞体を持つ異型細胞が基底層で胞巣
形成,表皮上層では個別性や小型胞巣で増殖する.点線○内は汗管に沿っ
た下方進展であり真皮浸潤ではない.真皮浸潤した病変(左下)では腫瘍
細胞は一部腺腔を形成(右下)する大小の腫瘍胞巣が増殖する.

腫瘍細胞が基底層寄りでは類円形の胞巣を形成して,表皮の上層では個別性または小型の胞巣を形成して増殖する,pagetoid spread といわれるパターンをとる.腫瘍細胞は円形または楕円形の異型核と,淡好酸性の豊富な胞体を有し,しばしば胞巣内に腺管形成を示しムチンを内部に有する.上皮内病変の段階から毛包や汗管の上皮に沿った進展がみられやすい(**図20**).真皮浸潤した場合,真皮内の腫瘍細胞は腺腔を形成する典型的な腺癌の像を呈することもあるが,小型の塊状・索状胞巣や,著明なムチン産生を示し,ときに粘液癌に類似した構築を示す.

なお熊野らは,本腫瘍の表皮内増殖パターンについて,Paget 細胞は少なくとも初期あるいは辺縁部では表皮の機能を障害せず,共生の状態,そのなかでも寄生と呼ぶべき状態であろうと述べている[6].Pagetoid spread と称される特徴的な分布様式の機序として非常に興味深い考察と思われる.

おわりに

汗腺腫瘍を含む皮膚付属器腫瘍では,近年,分子遺伝学的な知見が次々と報告され,それに伴って新規の疾患概念も多く提唱されている.知識の継続的なアップデートが重要な領域であることを付記する.

文 献

1) Kazakov DV, et al：Apocrine adenocarcinoma. In Kazakov DV, Michal M, Kacerovska D. McKee PH(eds)：Cutaneous Adnexal Tumors, Wolters Kluwer/Lippincott Williams & Wilkins, Philadelphia, 2012

2) Goto K, et al：CD117(KIT)is a useful immunohistochemical marker for differentiating porocarcinoma from squamous cell carcinoma. *J Cutan Pathol*, **43**：219-226, 2016.

3) 加来 洋：Malignant neoplasms arising from preexisting spiradenoma, cylindroma, and spiradenocylindroma らせん腺腫, 円柱腫, らせん腺

腫円柱腫由来悪性腫瘍．皮膚付属器腫瘍アトラス（安齋眞一ほか編），医学書院，pp. 65-66, 2018.

4) Ansai S, et al：Tubulopapillary cystic adenoma with apocrine differentiation：A unifying concept for syringocystadenoma papilliferum, apocrine gland cyst, and tubular papillary adenoma. *Am J Dermatopathol*, **39**：829-837, 2017.

5) Kazakov DV, et al：Microcystic adnexal carcinoma. In：WHO Classification of Skin Tumours. 4th ed(ed by Elder DE, Massi D, Scolyer R, et al), pp.157-158, IARC, Lyon, 2018.

6) 熊野公子ほか：乳房外 Paget 病の病理組織像．カラーアトラス乳房外 Paget 病（熊野公子ほか編著），全日本病院出版会，pp. 25-44, 2015.

MB Derma, 343：39-50, 2024.

◆特集／基礎から学ぶ！皮膚腫瘍病理診断

毛包系腫瘍

一木稔生* 伊東孝通**

Key words：毛芽細胞(follicular germinative cell)，毛母細胞(matrical cell)，柵状配列(palisading pattern)，特有の毛包間質(follicular specific stroma)，外毛根鞘性角化(trichilemmal keratinization)

Abstract 皮膚付属器系腫瘍のうち毛包系腫瘍には非常に多種の腫瘍が含まれる．Basal cell carcinoma, pilomatricoma など日常的に遭遇するものから，fibrofolliculoma のようにごく稀にしか出会わないものまで幅広い．これらは，毛包という器官のなかに多くの異なる構造が含まれていることの証左であり，各毛包系腫瘍がそれぞれどの構造を模したもの（どの構造に分化したもの）かを考えると少し馴染みやすくなる（かもしれない）．毛包は表層から毛包漏斗部(nevus comedonicus, trichoadenoma)，峡部(tumor of follicular infundibulum)，幹部(trichilemmoma, trichilemmal carcinoma)，毛球部(毛母だが pilomatricoma, pilomatrical carcinoma)に分かれており，そこに脂腺，立毛筋，周囲の間質(fibrous papule)が関係する．また胎生期にみられる毛芽(basal cell carcinoma, trichoblastoma, trichoblastic carcinoma)や，毛包全部(trichofolliculoma)などへの分化も忘れてはならない．

はじめに

この稿で取り扱う毛包系腫瘍は，初学者にとって最もとっつきにくいと思われる皮膚付属器系腫瘍の3本の枝(汗腺/汗管系，毛包系，脂腺系)の1つである．各腫瘍の本態と代表的なイメージを思い浮かべることができるようになる，というのが本稿の主な目的であるが，まずはこの項に分類される各腫瘍の名前を覚えることから始めよう．

ここでは WHO Classification Skin Tumors(5th Ed)[1]において follicular differentiation と定義されたもののほか，Kazakov ら[2]の Cutaneous Adnexal Tumors において同様の定義がされたものを項目に入れた．

基底細胞癌(basal cell carcinoma：BCC)

1．概　要

基底細胞癌は皮膚科で最も遭遇頻度の高い悪性

腫瘍である．基底細胞癌という名前だが，follicular germinative cell(毛芽細胞)に類似する細胞の増殖がその本態であり，毛包系腫瘍に分類される．

2．疫　学

高齢者の顔面など，有毛部の日光露光部に好発する．

3．予　後

遠隔転移を起こすことは非常に稀である．局所再発のリスクは組織型によって異なり，特に basosquamous carcinoma, sclerosing/morpheic BCC, infiltrating BCC, BCC with sarcomatoid differentiation, micronodular BCC が高リスク群に分類される．

4．病理組織学的特徴

多数の亜型があるが，これらの亜型は同一腫瘍内でオーバーラップすることも多く，それぞれに提唱されている定義も種々あることから，正確な亜型分類はしばしば困難である．一方，亜型によっては局所再発の高リスクとされるため，こうしたものを見極めることも重要である．

いずれの亜型にも共通することは，① 好塩基性で

---

* Toshio ICHIKI, 〒812-8582 福岡市東区馬出
 3-1-1 九州大学医学部皮膚科学教室
** Takamichi ITO, 同，講師

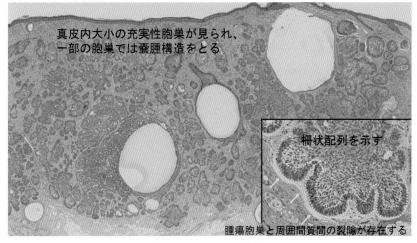

真皮内大小の充実性胞巣が見られ、一部の胞巣では嚢腫構造をとる

柵状配列を示す

腫瘍胞巣と周囲間質間の裂隙が存在する

図 1. Solid-cystic BCC

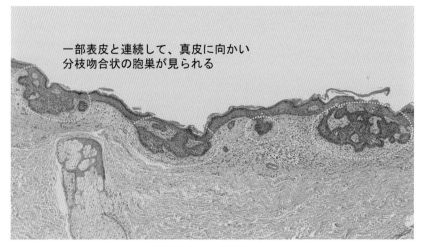

一部表皮と連続して、真皮に向かい分枝吻合状の胞巣が見られる

図 2. Superficial BCC

細長い基底細胞様細胞が胞巣状に増殖し，② その胞巣辺縁では腫瘍細胞が間質との境界線に垂直に並ぶ組織像（柵状配列，palisading）がみられ，③ 少なくとも一部の腫瘍細胞と間質の間にムチンの沈着もしくは裂隙を認めることである．

結節(nodular)，充実(solid-cystic)，嚢胞型(cystic) BCC（図 1）

BCC の 75％がこの亜型に分類される．組織中に占める割合によって，nodular，solid-cystic，cystic のどれかに分けられる．Nodular では大型の細胞集塊が増殖する．少なくとも一部に表皮との連続がみられ，胞巣中央部では壊死を伴うことが多い．ムチン沈着の結果 cystic の所見を呈する．Cystic な成分と nodular(solid)な成分が混在

する場合には solid-cystic type と表現される．

表在型(superficial) BCC（図 2）

表皮に連続して小型の腫瘍胞巣が表層性に多発する．腫瘍胞巣は蕾状に真皮側に突出するように形成される．各腫瘍胞巣は互いに非連続性のようにみえるが，実は水平方向に網目状に連続しているという説もある．

モルフェア型(sclerosing/morpheic) BCC（図 3）

Morpheaform，morphea-like，fibrosing，sclerosing，syringomatous など，様々な呼称があるが，いずれも著明な間質の線維化があり，腫瘍胞巣は細長く伸びる．胞巣辺縁の柵状配列やムチン沈着，裂隙は目立たないことがある．神経浸潤を

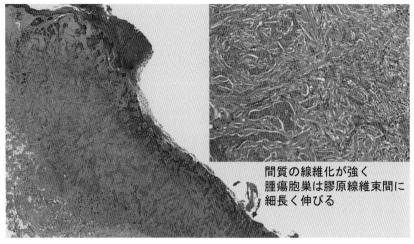

間質の線維化が強く
腫瘍胞巣は膠原線維束間に
細長く伸びる

図 3. Sclerosing/morpheic BCC

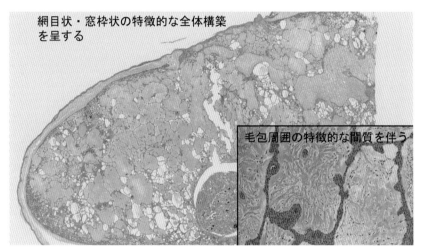

網目状・窓枠状の特徴的な全体構築
を呈する

毛包周囲の特徴的な間質を伴う

図 4. Fibroepithelioma of Pinkus

伴うことが少なくない．腫瘍胞巣周囲の裂隙形成が認められない場合，微小胞巣型(micronodular)BCC とされ，間質にムチンが豊富で線維化が乏しい場合，浸潤型(infiltrating)BCC とされる．実際にはこれらの所見は混在することが多い．

Pinkus 型 BCC
(Fibroepithelioma of Pinkus)（図 4）

Fibroepithelioma of Pinkus，または Pinkus 型と呼ばれる．細長い索状の胞巣が表皮から真皮へ伸び，それが互いに癒合して網状の特徴的な全体像を呈する．腫瘍周囲に毛芽腫様の間質(specific follicular stroma)を伴うため，良性腫瘍である毛芽腫の亜型とする考え方もあり議論が分かれるところである．

基底有棘細胞癌(basosquamous/
metatypical)BCC（図 5）

BCC の腫瘍細胞の一部に有棘細胞へ分化した領域を伴うものである．かつては basosquamous type と metatypical type を BCC と squamous cell carcinoma(SCC)の連続性の有無によって区別していたが，近年ではこれらの区別を行わず basosquamous type と呼ばれることが多い．ほかの亜型に比べて，局所再発や遠隔転移のリスクが高いとされている．

その他に，BCC with sarcomatoid differentiation(腫瘍細胞の一部が肉腫様に分化した BCC)や BCC with adnexal differentiation(ほかの皮膚付属器への分化を伴う BCC，脂腺分化や導管/腺分化(既存のアポクリン/エクリン腺・導管を BCC

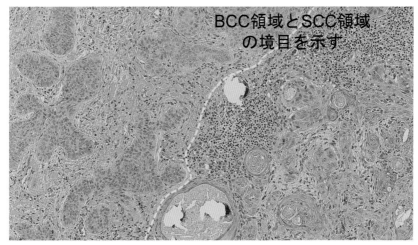

図 5. Basosquamous BCC

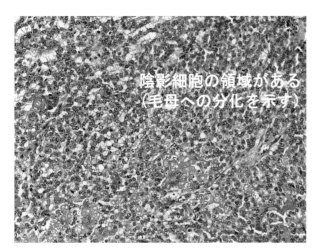

図 6. Pilomatrical carcinoma
（鳥取大学名誉教授：山元　修先生のご厚意による）

が取り囲んでいるだけのものは除く）が起こり得る）がある．

1．免疫組織化学的所見

毛芽細胞への分化を示す所見として，Ber-EP4 が陽性になる．Ber-EP4 は非常に感度が高い．

2．分子生物学的所見

Gorlin-Goltz 症候群に合併する場合，*PTCH1* 遺伝子の変異が見られる．

3．鑑別診断

毛芽腫との鑑別が重要である．毛芽腫は BCC と同じ follicular germinative cell の増殖に加えて，毛包周囲の特殊な間質が増殖する疾患である．毛芽腫では腫瘍周囲の特異な間質と正常真皮結合織との間に亀裂が入る一方，BCC では腫瘍細胞に隣接して周囲間質との間に亀裂が入る．ま

た，BCC では通常毛球部への分化は認められない．

かつて BCC は trichoblastic carcinoma と同義とされたが，現在では trichoblastic carcinoma は毛包周囲に特徴的な間質を有するという点で BCC とは異なる疾患であると考えられている．Trichoblastic carcinosarcoma では上皮とは別に，間質に由来する悪性成分が含まれている．上皮成分が徐々に肉腫様に移行する sarcomatoid BCC に比べて，上皮成分と間質成分が明瞭に境界されるという点で trichoblastic carcinosarcoma は鑑別される．

毛母癌（pilomatrical carcinoma（pilomatrix carcinoma））（図 6）

1．概　要

非常に稀な腫瘍で毛母腫（pilomatricoma）の悪性カウンターパートとされる．毛母腫からの悪性転化もあり得るとされるが，大部分の毛母癌は de novo 発生（最初から癌として発生する）であるという考え方が主流である．

2．疫　学

高齢男性に多い．

3．予　後

局所再発が多く（60％），充分なマージン（5 mm～2 cm）をつけて切除する必要があるが，骨，肺への転移が約 10％にみられ，転移した場合の予後は 3 か月～2 年とされている．

4．病理組織学的特徴

毛母癌は左右非対称形で，細胞が密に増殖し，

周囲への浸潤傾向を伴う腫瘍である．特に腫瘍の
辺縁では大型で異型の強いクロマチンに富む好塩
基性細胞が多数の核分裂像を伴って増殖し，腫瘍
の中央に向かうにつれて陰影細胞に移行する．診
断に有用な所見としては，腫瘍の非対称性や境界
の不明瞭性，著しく大型で大小不同のはっきりし
た好塩基性細胞の集簇，血管内浸潤(稀ではあ
る)，浸潤増殖パターン，壊死の塊や潰瘍の存在，
などがある．

5．免疫組織化学的特徴

毛母癌は CK5，CK14，CK17 が陽性である一
方，毛母腫はこれらが陰性であるという報告があ
る．毛母癌，毛母腫ともにβカテニンが核に陽性
に染まる．

6．分子生物学的特徴

CTNNB1 遺伝子(βカテニン遺伝子)の変異が
報告されている．

7．鑑別診断

毛母癌の診断には，次の2点が必要である．①毛
母への間違いない分化(陰影細胞を含む)，② 構造
的な悪性所見である．毛母腫との鑑別のためには
上記の2点を念頭に置くが，良性の毛母腫でもとき
に異型核分裂像や密な細胞増殖，個細胞壊死などの
細胞学的な悪性所見を伴うことが多いことに留意
が必要である．腫瘍本体周囲の線維形成性間質のな
かに，扁平上皮で構成される異型胞巣がみられ(浸
潤の所見)，さらに毛母細胞成分のなかに細胞異型
と核分裂像が増加した領域がみられた場合は毛母
癌と言えるだろう．また毛母腫と毛母癌は良悪性の
両極に位置する腫瘍であるが，その中間に位置する
とされる aggressive/proliferative variants も報告
されており，厳密な診断をさらに難しくしている．

外毛根鞘癌(trichilemmal carcinoma)(図7)

1．概　要

外毛根鞘腫(trichilemmoma)の悪性カウンター
パートである．1976 年に Headington らによって
報告されたが，その後疾患の独立性，特に有棘細
胞癌の明澄細胞亜型(clear cell variant)もしくは

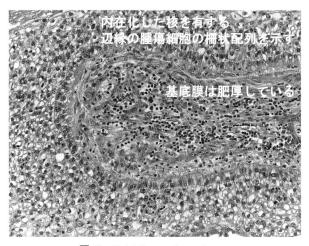

図 7．Trichilemmal carcinoma
(鳥取大学名誉教授：山元　修先生のご厚意による)

毛包性有棘細胞癌(follicular squamous cell carci-
noma)との異同についてはいまだに議論の途上で
ある．Kazakov は外毛根鞘腫の病変の一部に浸潤
性癌の所見を伴う場合に外毛根鞘癌の概念に最も
近いとしているが，このパターンを特異的に検討
した研究はまだないとしている．

2．疫　学

極めて稀と考えられる．高齢者(70〜90 歳代)の
露光部(頭頸部)に多い．長期間の紫外線照射との
関連，もしくは先行する外毛根鞘腫の悪性化との
関連が指摘されている．

3．予　後

低悪性度の癌で例外的にしか転移しない．局所
再発・局所浸潤はあり得るので無腫瘍切除断端は
確保すべきである．

4．病理組織学的所見

淡明な細胞質をもつ大型の異型細胞が表皮と連
続して小葉状，浸潤性に増殖する．この腫瘍の診
断基準として次の7つが挙げられている．腫瘍細
胞内の PAS 陽性グリコーゲン，毛包中心性発育，
clear cell 辺縁での柵状配列，ジアスターゼ処理
PAS 陽性の明瞭で肥厚した基底膜，外毛根鞘性角
化(顆粒層を経ずに密に角化する)，小葉状構築，
先行する外毛根鞘腫の存在である．

5．免疫組織化学染色

腫瘍細胞は p53 に強陽性を示し，部分的に
CD34 に陽性を示す．

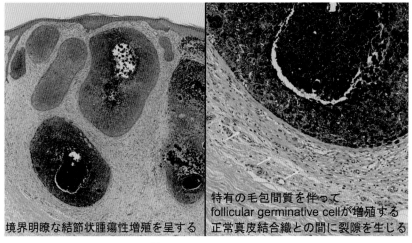

特有の毛包間質を伴って
follicular germinative cellが増殖する
境界明瞭な結節状腫瘍性増殖を呈する　正常真皮結合織との間に裂隙を生じる

図 8. Trichoblastoma

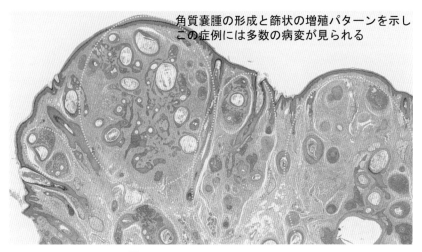

角質嚢腫の形成と篩状の増殖パターンを示し
この症例には多数の病変が見られる

図 9. Cribriform trichoblastoma

毛芽腫(trichoblastoma)(図8)

1. 概 要

　BCC の良性カウンターパートの腫瘍である.かつて trichoepithelioma, desmoplastic trichoepithelioma, cutaneous lymphadenoma と呼ばれていた腫瘍も現在ではこの腫瘍の亜型に分類されている. 毛芽腫は基本的には上皮成分と間質成分の両方がそれぞれ腫瘍性に増殖する疾患である.

2. 疫 学

　比較的稀な腫瘍である. 高齢者の頭頸部に, 次いで体幹に多い. ほとんどは孤発性だが, 家族性に多発する症例もある. Brooke-Spiegler 症候群では多発する.

3. 病理組織学的所見

　毛芽腫は境界明瞭な腫瘍で, 周囲の正常組織の間質と腫瘍部の間質は明瞭に区別でき, その間に裂隙を伴うことがある. 毛芽腫はfollicular germinative cell(BCCでみられるような, 好塩基性の縦長い楕円形細胞)が索状あるいは胞巣状に増殖し, 辺縁では柵状配列をとる. ムチン沈着は通常認められず, 胞巣と周囲の間質の間に裂隙は見られない. 腫瘍周囲の間質はspecific follicular stromaと呼ばれ, 細線維状の膠原線維の増加と丸や三角形などの線維芽細胞が増殖する. 正常の毛包に類似する毛芽・毛乳頭様の構造をとることもある. 多数の亜型に分類されるが, 実際にはこれらの亜型が同一腫瘍内にみられることもあり, しばしば正確な分類は困難である. 一部の亜型の例を下に示す.

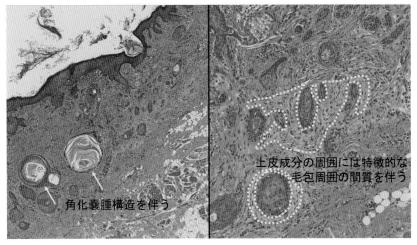

図 10. Columnar trichoblastoma

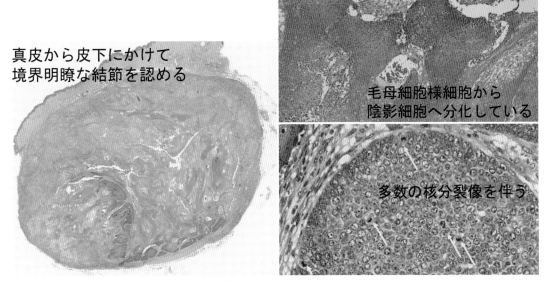

図 11. Pilomatricoma

Cribriform trichoblastoma(図 9)

かつて trichoepithelioma と呼ばれていた腫瘍である．腫瘍胞巣内に角質嚢腫を形成し，篩状(胞巣内に多数の孔が開き，その周囲に細い索状の腫瘍が網目状に連続する形態である．多数の腺管が連続したようにみえる)を形成する．

Columnar trichoblastoma(図 10)

かつて desmoplastic trichoepithelioma と言われていた腫瘍である．多発することがある．間質成分の増殖が目立ち，上皮成分は小さく索状の胞巣がまばらに間質内に散らばっている．上皮成分の胞巣内に角化嚢腫構造を伴う．

Adamantinoid trichoblastoma

かつて皮膚リンパ腺腫(lymphadenoma)と呼ばれていた腫瘍である．非常に稀．柵状構造を示す好塩基性細胞が辺縁を縁取り，その中央にはリンパ球や組織球が集簇する．

毛母腫(pilomatricoma)(図 11)

1．概　要

毛母細胞と毛幹への分化を示す良性腫瘍である．

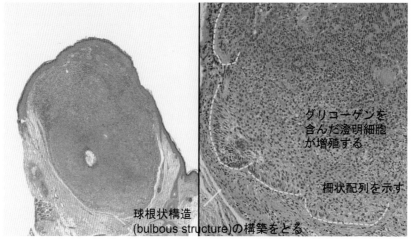

図 12. Trichilemmoma

球根状構造
(bulbous structure)の構築をとる

グリコーゲンを
含んだ澄明細胞
が増殖する

柵状配列を示す

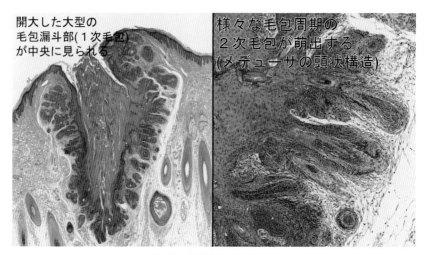

図 13. Trichofolliculoma

開大した大型の
毛包漏斗部(1次毛包)
が中央に見られる

様々な毛包周期の
2次毛包が萌出する
(メデューサの頭状構造)

2. 疫 学

小児の頭頸部や上肢に好発する，頻度の高い疾患である．

3. 予 後

良好だが，急速に増大することがある．

4. 病理組織学的所見

真皮から皮下の境界明瞭な充実性嚢腫様結節を呈する．石灰沈着を伴うことも多い．陰影細胞（shadows cell：核を欠き，好酸性で細胞骨格だけが残ったような細胞で網目状の構造を示す）に加えて毛母細胞様細胞（matrical cell：クロマチンが濃く，好塩基性細胞とも呼ばれる．古い毛母腫の場合はみられない場合もある．核分裂像を多数認めることがある）からなる．

5. 鑑別診断

色素性毛母腫（pigmented matricoma）とは鑑別を要する．毛母腫で見られるshadow cell, matrical cell に加えて，色素を伴う樹枝状のメラノサイトが密に偏重して増殖する．毛母腫の亜型ではなく独立した疾患とされている．

毛母癌との鑑別はときに難しいことがある．詳細は毛母癌の項目をご参照いただきたい．

外毛根鞘腫（trichilemmoma）（図 12）

1. 概 要

下部毛包の外毛根鞘に分化する腫瘍である．

2. 疫 学

成人の頭頸部，特に顔面の中央部に好発する．脂腺母斑に続発することもある．また，Cowden

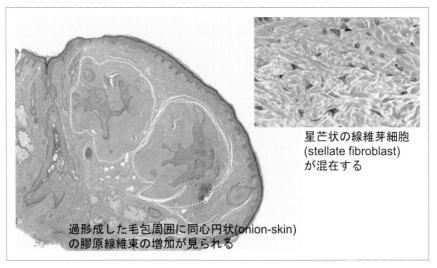

星芒状の線維芽細胞
(stellate fibroblast)
が混在する

過形成した毛包周囲に同心円状(onion-skin)
の膠原線維束の増加が見られる

図 14. Fibrous papule

病では多発する.

3．病理組織学的特徴

内または外方向性に増殖する腫瘍で，最外層は錯角化を伴う乳頭状からドーム状を呈する．病変周囲で付属器が病変を取り囲むような襟状構造（collarette）をとる．増殖した細胞は好酸性から澄明でグリコーゲンを含んだ細胞質を持ち，辺縁で柵状配列を示す．病変周囲の間質は厚い膠原線維に包まれ，周囲との間質から際立つ．これらの変化は毛球部での外毛根鞘に類似し，真皮側で分葉状胞巣がひと塊になった構築を球根状構造（bulbous structure）と呼ぶ．

Desmoplastic trichilemmoma では線維産生性もしくは硝子化した間質が上皮成分を圧迫する．このため，腫瘍辺縁がギザギザになり，まるで浸潤傾向があるようにみえる．

4．免疫組織化学染色

外毛根鞘への分化は CD34 陽性所見がマーカーとして有用である．

毛包腫（trichofolliculoma）（図 13）

1．概　要

毛包に含まれる全ての成分に分化し得る，バリエーションの多い嚢腫（過誤腫という考えもある）である．

2．疫　学

成人（特に40〜50歳代）の耳朶・鼻などの顔面に多い．

3．病理組織学的特徴

開大した大型の毛包漏斗部（1 次毛包）から，放射状に小型の毛包組織（2 次毛包）が萌出する．開大した毛包の内部にはケラチンや細い毛幹が詰まる．晩期の毛包腫では中央の毛包壁が厚くなり，個細胞壊死を伴う淡い好酸性の細胞に置き換わる．脂腺分化が顕在化し，脂腺小葉が見えることもある．退縮した 2 次毛包が脂腺小葉に置き換わるようにみえる場合，脂腺毛包腫（sebaceous trichofolliculoma）と呼ばれる．

4．鑑別診断

毛棘細胞腫（pilar sheath acanthoma）では放射状の成分は毛包峡部の外毛根鞘に一致した細胞で構成され，毛包周囲の様々なステージを含まない．

線維性丘疹（fibrous papule）（図 14）

1．概　要

血管線維腫（angiofibroma），鼻の（顔の）線維性丘疹（fibrous papule of the nose（of the face）），毛包周囲線維腫（perifollicular fibroma）と同義である．血管線維腫性の成分と毛包周囲線維腫性の成分が混在する．

2．疫　学

顔面，特に鼻に多い．単発性，常色の小結節のことが多いが，結節性硬化症の場合，顔面に多発し継時的に増加する．

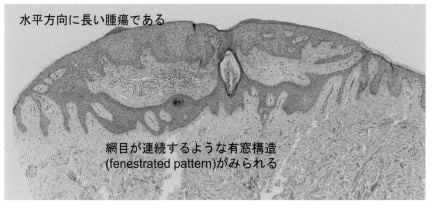

水平方向に長い腫瘍である

網目が連続するような有窓構造
(fenestrated pattern)がみられる

図 15.
Tumor of follicular infun-dibulum

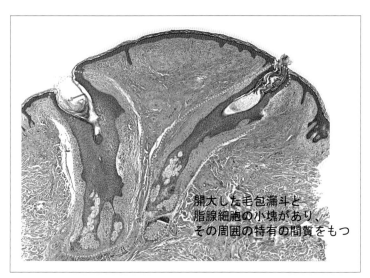

開大した毛包漏斗と
脂腺細胞の小塊があり、
その周囲の特有の間質をもつ

図 16.
Fibrofolliculoma
（鳥取大学名誉教授：山元　修先生の
ご厚意による）

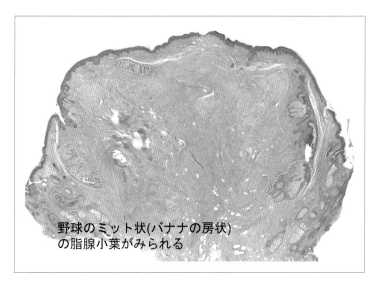

野球のミット状(バナナの房状)
の脂腺小葉がみられる

図 17.
Trichodiscoma
（鳥取大学名誉教授：山元　修先生の
ご厚意による）

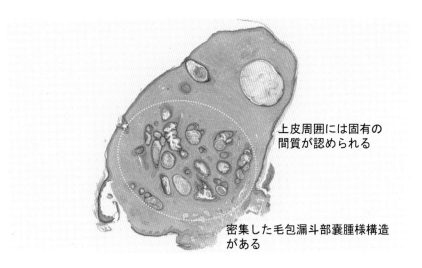

図 18.
Trichoadenoma

上皮周囲には固有の間質が認められる

密集した毛包漏斗部嚢腫様構造がある

3. 病理組織学的所見

血管線維腫性の成分として，拡張した毛細血管の増生と真皮の線維化，そして紡錘形もしくは星芒状(stellate)，太った(plump)線維芽細胞の増殖がある．時折，多核巨細胞となった線維芽細胞もみられる．毛包周囲線維腫性の成分として，過形成した毛包・脂腺を取り囲むように同心円状(onion-skin)の太い膠原線維束の増加が認められる．

4. 鑑別診断

毛包腫の辺縁が切り出された場合，fibrous papule に類似することがある．毛包腫では病変中央に大型毛包壁を認める．

毛包漏斗部の腫瘍
(tumor of the follicular infundibulum)(図 15)

1. 概 要

毛包峡部への分化を示し，あたかも表皮が網目状に真皮側へ増殖するようなシルエットを呈す腫瘍である．

2. 分 布

通常，成人に出現する．顔面，頸部に多い．

3. 病理組織学的特徴

この腫瘍は表在性で水平方向に長く，境界明瞭である．毛包峡部の細胞で構成され，好酸性で豊富な細胞質と，卵円形から円形の均一な核からなり，辺縁で柵状配列をとる．毛包や表皮陵から索状構造がいくつも飛び出し，網目状に連続することで有窓構造(fenestrated pattern)をとる．腫瘍は真皮上層にとどまり，表皮に平行した形態を呈す．

線維性毛包腫と毛盤腫(fibrofolliculoma and trichodiscoma)(図 16，17)

1. 概 要

以前は毛包間葉系もしくは毛盤に関連すると考えられていた線維性毛包腫と毛盤腫は，現在では脂腺マントルへの分化を示す腫瘍として，mantleoma という名称で統合されている．

多発した場合には Birt-Hogg-Dubé 症候群を考える．

2. 疫 学

(単発例)50〜60歳代の顔面に多い．Birt-Hogg-Dubé 症候群に合併する場合は30〜40歳代が多い．

3. 病理組織学的特徴

線維性毛包腫と毛盤腫は形態学的に連続したスペクトラム上にある疾患であり，同一病変内に両方の特徴を持つことがある．

典型的な線維性毛包腫では，毛包を中心とした腫瘍発育がみられ，中央に開大した毛包があり，そこから細い吻合した上皮索(epithelial strand)と，有窓構造(fenestrated pattern)を形成する基底細胞の列が飛び出す．これらをリボン状膠原線維(ribbon-like collagen)が取り囲んでいる．上皮内に成熟脂肪細胞が塊状に分布することがある．通常複数の線維上皮単位が標本内にみられる．

毛盤腫では，標本の大部分を占めるのはリボン状膠原線維などの特殊な間質であり，これが脂腺小葉の塊を包み込むことで野球のミットやバナナの房(hands of banana)と表現される奇妙な形態

の脂腺小葉を呈する.

これら両極の分化を示す腫瘍の間をとるように, それぞれの特徴を混じる中途半端な分化を示す腫瘍がある.

毛包腺腫(trichoadenoma)(図18)

1. 概 要
多数の毛包漏斗部への分化を示す良性腫瘍. 直訳すると毛包腺腫(毛包の腺管への分化を示す腫瘍)になるが, 毛包漏斗であり腺への分化ではない.

2. 疫 学
若年から高齢者まで発生し得る. 性差はない. 成人の顔面に多い.

3. 病理組織学的特徴
真皮内から皮下にかけての境界明瞭な結節で, 多数の毛包漏斗部嚢腫様構造からなる. 嚢腫様構造は独立することもあるが, 上皮の索状胞巣で連結したり, "Back-to-back"パターンで密集したりすることもある. 細い毛幹が嚢腫内腔にみられることがある. 間質は線維性で細胞に乏しい固有間質を示し, 周囲の真皮の間に裂隙がみられることがある.

このほかに, pilar sheath acanthoma, panfolliculoma, dilated pore of Winer, nevus comedonicus や, follicular cysts and related lesions, nonneloplastic or hamartomatous alterations に分類される種々の腫瘍があるが, 誌面の都合上割愛する.

参考文献

1) WHO Classification of Tumours Editorial Board, WHO Classification of Skin Tumours, 5th edition, WORLD HEALTH ORGANIZATION. Ahead of print. https://tumourclassification.iarc.who.int
2) Kazakov DV, et al：Cutaneous Adnexal Tumors. Lippincott Williams & Wilkins, 2012.
3) Elder DE：Lever's Dermatopathology 12th edition, Wolters Kluwer, 2023.
4) 安齋眞一ほか編：皮膚付属器腫瘍アトラス. 医学書院, 2018.
5) 斎田俊明：皮膚病理組織診断学入門 改訂第3版. 南江堂, 2017.
6) 山元 修編著：皮膚病理用語辞典ベストアトラス. Gakken, 2023.

MB Derma, 343：51-59, 2024.

◆特集／基礎から学ぶ！皮膚腫瘍病理診断

脂腺系腫瘍

安齋眞一*

Key words：脂腺系腫瘍(sebaceous tumor)，成熟脂腺細胞分化(mature sebocytic differentiation)，病理組織診断(histopathological diagnosis)

Abstract 本稿では，まずはじめに脂腺系腫瘍の診断のキーポイントとなる成熟脂腺細胞分化に関して解説した．その後，比較的遭遇することの多い脂腺系腫瘍である脂腺母斑，脂腺増殖症，毛包脂腺性嚢腫性過誤腫，脂腺腫/脂腺腺腫，脂腺系境界新生物，脂腺癌について病理診断のポイントを示した．脂腺母斑では，その病理学的診断基準と年齢に伴う変化，二次性腫瘍に関して述べた．毛包脂腺性嚢腫性過誤腫は Miescher 型色素細胞母斑との関連が深いことを述べ，脂腺腫と脂腺腺腫はその構築は異なるが，しばしば合併することを解説した．脂腺系境界新生物では，その概念と歴史的背景，診断のポイントを明らかにし，通常の脂腺癌との違いを述べた．

脂腺腫瘍診断の決め手

脂腺系の腫瘍性病変は，成熟脂腺細胞分化や脂腺導管分化を確認することによって診断される．成熟脂腺細胞分化は，正常脂腺でみられるように，多房性の細胞質内空胞を有し，その空胞に圧迫されて核は金平糖状あるいはホタテの貝殻状の形態を示す細胞を認識することによって診断される．脂腺導管は数層の上皮細胞から構成される管状あるいは嚢腫状構築として認識され，凹凸のある薄い緻密な角層を伴う[1]．

免疫組織化学的に，成熟脂腺細胞分化の証明には adipophilin（**図1**），perillipin がよく用いられる．これらは，細胞質内の空胞壁に陽性になる．また，androgen receptor は，成熟脂腺細胞および未成熟脂腺細胞，そして導管の一部の核に陽性になる[2]（**図2**）．

成熟脂腺細胞分化は，毛包腫瘍やアポクリン腫瘍でもしばしばみられる．それは，毛包上皮の各

部，脂腺，アポクリン腺は，いずれも胎生期の毛芽という同一の組織から形成される器官であるためである．このような腫瘍の診断に際しては，腫瘍の主要な分化が何であるか，全体構築がどうであるかを評価することが重要である．

各 論

1．脂腺母斑(nevus sebaceus)

脂腺の増加と異常な分布を示し，表皮や毛包-アポクリン系の異常を種々の程度にもつ過誤腫性病変である．年齢とともにその臨床像や病理組織像が変化し，悪性腫瘍を含む多彩な二次性腫瘍を合併することがある．

a）病理診断の決め手[3]

脂腺の明らかな増加があり，その他に

1）疣贅様，脂漏性角化症様あるいは乾癬様の表皮変化があること

2）奇形毛包（種々の程度に正常毛包と同様の組織を含むが，正常な毛包構造を形成しない組織）がみられること

3）異所性アポクリン腺がみられること

4）頭部においては脱毛斑を形成していること

＊ Shinichi ANSAI，〒112-0004 東京都文京区後楽 2-3-19 住友不動産飯田橋ビル 4 号館 8F PCL Japan 飯田橋病理・細胞診センター

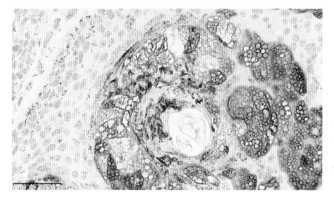

図 1.
正常脂腺における adipophilin の陽性像
成熟脂腺細胞の細胞質内の脂肪滴に膜状に染色
される．隣接する毛包上皮の角化細胞内の顆粒
状の反応は非特異的反応である．

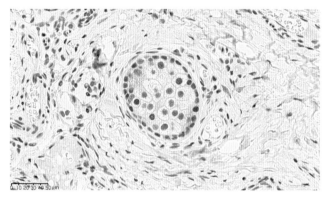

図 2.
正常脂腺における androgen receptor の陽性像
細胞核に陽性である．

のうち少なくとも一項目を満たすことをもって
脂腺母斑と診断することができる．

　ただし，乳幼児の場合は，脂腺の増加が少なく
ても奇形毛包を伴うことだけで診断可能である．
また，脂腺の増加は，その量の増加も重要である
が，通常脂腺の存在しない真皮上層に位置すると
いう所見も重要である．

　b）年齢に伴う病理組織像の変化[3]

　0～2歳では，表皮の変化はないかあっても軽
度，ほぼ全例に奇形毛包がみられる．真皮上層の
脂腺増加は一部の例で観察されるが，異所性アポ
クリン腺や二次性腫瘍は通常ない（図 3-a）．

　3～10歳では，徐々に脂漏性角化症や疣贅様の
表皮変化が出現し，奇形毛包もほぼ全例にみられ
る．真皮上層の脂腺増加は一部の例で明らかとな
り，異所性アポクリン腺も一部の例で出現する．

　11歳以降では，ほとんどの例で脂漏性角化症や
尋常性疣贅類似の表皮変化があり，奇形毛包は約
80％の例で観察される．真皮上層の脂腺や皮下脂
肪組織内のアポクリン腺は約半数から2/3の例で
確認される（図 3-b, c）．思春期には二次性腫瘍以
外の組織像は完成する．

　以上は全体的な傾向を示しただけであり，個々
の例によってその時間的変化は異なることがある．

　c）二次性腫瘍

　この疾患には種々の二次性腫瘍の発生が知られ
ている．本邦報告では，切除例全体でおおよそ10～
15％の例で合併するという報告が多く，50歳以上で
は切除例の半数以上でみられるとされている[4]．

　毛芽腫，基底細胞癌，乳頭状汗管嚢胞腺腫を含
むアポクリン分化を伴う管状乳頭状嚢腫状腺腫，
脂腺腫が比較的頻度が高い．その他，有棘細胞癌，
アポクリン癌といった悪性腫瘍，外毛根鞘腫，ケ
ラトアカントーマ，汗孔腫，汗管腫といった付属
器腫瘍，そして色素細胞母斑などの合併も報告さ
れている[4]．

　これらのなかでは，本邦では毛芽腫が最も多
く，次いで脂腺腫，乳頭状汗管嚢胞腺腫の順であ
る．海外では脂腺腫よりも乳頭状汗管嚢胞腺腫が
多いとされている．基底細胞癌に関しては，全体の
2ないし3％程度の合併にとどまるとされている[4]．

　d）鑑別診断

　表皮母斑（epidermal nevus）は，脂腺母斑でみ
られる表皮の変化のみがみられるものとして認識

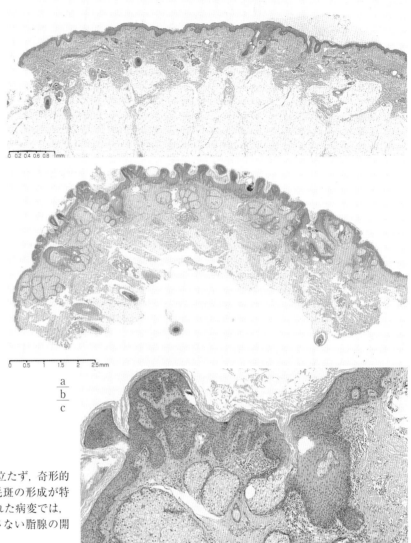

図 3.
脂腺母斑
乳幼児期の病変では，脂腺増加は目立たず，奇形的な毛包や脂腺の存在と頭部では脱毛斑の形成が特徴である(a). 思春期以降の完成された病変では，真皮上層の脂腺の増加と毛包を介さない脂腺の開口がみられる(b, c).

される.

2. 脂腺増殖症(sebaceous gland hyperplasia)

形態的にほぼ正常の脂腺が真皮内で増加する疾患である. 過形成あるいは良性腫瘍である. 本来脂腺が存在する部位に発生するのが本症で，形態は同様でも，本来脂腺の存在しない部位に発生するものは異所性脂腺(ectopic sebaceous gland)である. 頸部や鎖骨部に，本症が平行線状に配列する場合，傍鎖骨部数珠状線(juxta-clavicular beaded lines)と呼ばれる.

a) 病理診断の決め手

基本的に表皮変化を伴わず，形態がほぼ正常な脂腺の，本来の存在位置より上方での増加となる(図4).

b) その他の病理所見

増加する脂腺は比較的大型で，中央部の太い脂腺導管が，毛包を介さず直接皮表に開口するようにみえることが多い.

c) 鑑別診断

脂腺腺腫は，より大型の病変を形成することが多く，胞巣辺縁の未成熟脂腺細胞の層が，正常脂腺や脂腺増殖症より厚い.

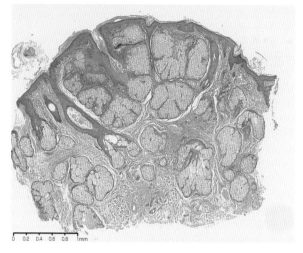

図 4.
脂腺増殖症
真皮上層に大型の脂腺が増加し，毛包を
介さずに皮表に開口している．

$\frac{a}{b}$

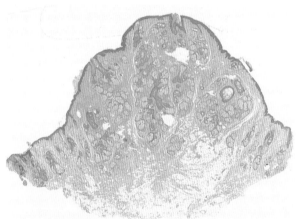

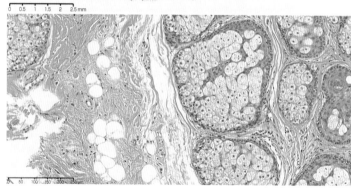

図 5.
毛包脂腺性嚢腫性過誤腫
隆起性の病変で，毛包漏斗部様の嚢腫構
築から連続してほぼ正常の形態を示す脂
腺の増加がみられ(a)，その外側に裂隙形
成がみられる．裂隙の外側では脂肪細胞
や血管などの増加を伴っている(b)．

3. 毛包脂腺性嚢腫性過誤腫(folliculo-seba-ceous cystic hamartoma)

1991 年 Kimura らによってはじめてその概念が提唱された皮膚の過誤腫性病変であり，毛包，脂腺および間葉系成分で構成される[5]．

a) 病理診断の決め手

脂腺導管を介して脂腺小葉が付着する毛包漏斗部様嚢腫構築があり，それを取り囲む緻密な層状の線維増加とともに線維上皮性単位(fibroepithe-lial unit)を形成する．裂隙を介してそのさらに外側には，膠原線維の増加や脂肪細胞の増加，血管の増生といった間葉系成分の増加がある(図5)．

b) その他の病理所見

毛包漏斗部様嚢腫構築は標本の切れ方によってみられないこともある．また，間葉系成分の増加部にはムチン(粘液)の貯留を伴うことがある．と

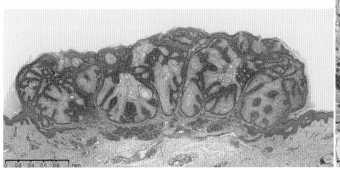
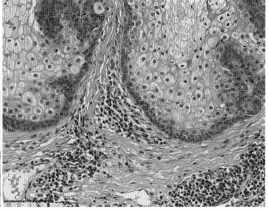

a | b

図 6. 脂腺腺腫

正常脂腺小葉に類似した構築を示し(a)，胞巣辺縁には未成熟脂腺細胞が層状
に増加している(b)．胞巣中心部には成熟脂腺細胞分化した腫瘍細胞がみられ，
成熟，未成熟いずれの脂腺細胞にも核異型性は目立たない(b)．

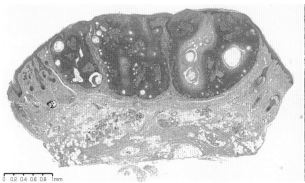

a | b

図 7. 脂腺腫

辺縁平滑な結節状の病変で(a)，基底細胞様の未成熟脂腺細胞分化した腫瘍細胞
の集塊内に成熟脂腺細胞の小胞巣や脂腺導管様の構築が混在している(b)．

きに囊腫様構築の壁の破綻に伴い，肉芽腫性炎症を伴うこともある．Miescher 型の色素細胞母斑は，その病変内に，しばしば，毛包脂腺性囊腫性過誤腫を伴う．特に鼻部およびその周囲に発生した色素細胞母斑に多い．

c）鑑別診断

脂腺毛包腫(sebaceous trichofolliculoma)とは，裂隙外側の間葉系成分の増加の有無が鑑別点となる．ムチンの貯留例では，毛盤腫(trichodiscoma)との鑑別が問題となる．毛盤腫の特徴的な脂腺の形態と裂隙形成の有無を参考に鑑別する．

4．脂腺腫(sebaceoma)/脂腺腺腫(sebaceous adenoma)

成熟脂腺細胞分化を主体とする良性の脂腺腫瘍には，脂腺腺腫と脂腺腫がある．それらはしばし

ば合併し，完全に鑑別することが困難であるので，同一項で扱う[6]．

a）病理診断の決め手

脂腺腺腫は，成熟脂腺細胞様細胞と未熟な基底細胞様細胞の配列が正常脂腺小葉を模倣する(図6)．脂腺腫では，それらが混ざり合って結節を形成する(図7)．

b）その他の病理所見

いずれの腫瘍でも，腫瘍細胞の核異型性や配列の不規則性(いわゆる混み合った核)は目立たず，核分裂像も目立たない．これらが目立つ場合，脂腺系境界新生物との鑑別が問題となる．また，腫瘍内には脂腺導管類似の管状構造も観察される．脂腺腫では，成熟脂腺細胞の数は様々で，非常に多いものから，1切片上でほんの数個しか確認で

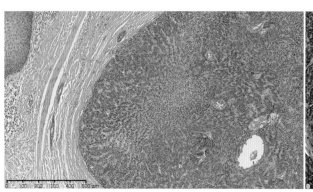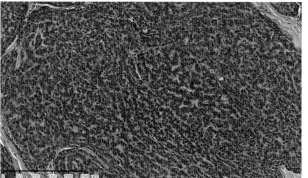

図 8. 腫瘍細胞が特異な配列を示す脂腺腫

脂腺腫では，さざ波状構造(a)や迷路状構造(b)
を伴うことがある．

a | b

きないものまである．

c）腫瘍細胞が特異な配列を示す脂腺腫

脂腺腫では，おおよそ1/4～1/3の例で腫瘍細胞が以下のような特徴的な配列を示す[7]．

⑴ **Rippled pattern（さざ波状構造）**：腫瘍細胞は紡錘型の核を持ち，さざ波状，つまり，核が柵状に並ぶ部分と無核領域が一方向性に交互に配列する（図8-a）．

⑵ **Carcinoid-like pattern（カルチノイド様構造）**：腫瘍細胞は円形あるいは短紡錘の核を持つ．腫瘍細胞が小柱状，束状，紐状，柱状，リボン状，ロゼット状，網状に配列するが，一定の配列傾向は示さない．血管やその他の間葉系細胞を伴う線維性あるいは浮腫状間質が，腫瘍細胞胞巣間の狭い領域にみられる．

⑶ **Labyrinthine sinusoidal pattern（迷路洞様構造）**：carcinoid-like pattern と類似しているが，腫瘍胞巣内に血管網がみられないものをいう（図8-b）．

d）脂腺上皮腫（sebaceous epithelioma）

以前より，脂腺上皮腫という診断名がよく使われてきた．この診断名は，以下の3つの腫瘍に対して用いられてきた[6]．

1）今，脂腺腫と診断されているような病変

2）低悪性度の脂腺腫瘍（本稿でいう脂腺系境界新生物）

3）脂腺分化を伴う基底細胞上皮腫

である．このようにまったく異なる概念の病変に対して同じ病名を使っているのは不都合である

ので，脂腺上皮腫という病名は使わないほうがよいと考えている．実際，従来脂腺上皮腫と診断されていた例は多くが，1）であり，低悪性度の病変を意味する上皮腫（epithelioma）の病名を使うのは好ましくないと考える[6]．

5．脂腺系境界新生物（sebaceous borderline neoplasm）／低悪性度脂腺癌（low-grade sebaceous carcinoma）

この疾患概念は，脂腺腫瘍でときにみられる，細胞学的には悪性であっても（核異型性や核分裂像，混み合った核など），全体構築が境界明瞭で浸潤性増殖を示さず，良性腫瘍と判断せざるを得ないような病変に対して提唱されたものである．当初 Ackerman らが，「脂腺腺腫と診断されてきた例は，腫瘍細胞の核異型性と核分裂像の多さから，全て脂腺癌とすべきであり，脂腺腫瘍では，病変のシルエットは良悪性の診断には使えない」と主張したことからはじまる[8][9]．脂腺腺腫様病変のみならず，脂腺腫様の病変においても，非浸潤性の構築を持ちながら細胞学的には悪性の像を示す例が知られており，脂腺上皮腫（sebaceous epithelioma）の診断名は，多くの場合このような症例に由来しているのではないかと愚考している．Misago らはこのような例を "低悪性度脂腺癌"[10] と呼び，局所破壊性や再発がみられることがあるが，遠隔転移はほとんどない腫瘍と考えた．また，Kazakov らはこのような例であっても，完全切除により，再発や転移は起こさないと報告している[11]．そして Kaminska らは，このような腫瘍を

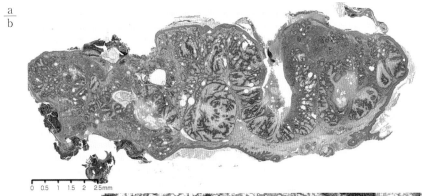

$\dfrac{a}{b}$

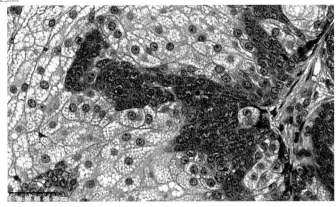

図 9.
脂腺腺腫の全体構築をもつ脂腺系境界新生物
脂腺腺腫に類似した非浸潤性の構築をもつ
(a)が，未成熟脂腺細胞の核は腫大し，異型
性が目立つ(b).

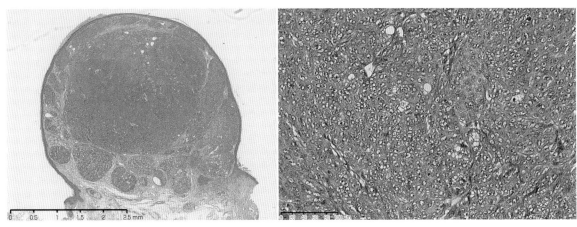

a | b

図 10. 脂腺腫の全体構築をもつ脂腺系境界新生物
脂腺腫に類似した非浸潤性の境界明瞭な病変である(a)が，病変を構成
する腫瘍細胞は，核異型性や核の腫大，多数の核分裂像を伴っている(b).

borderline sebaceous neoplasm(BSN)と呼ぶこと
を提唱している[12]．本稿では，病名を脂腺系境界
新生物(sebaceous borderline neoplasm)とした
(borderline は sebaceous にかかるのではなく，
neoplasm にかかるということを明確にするため)．

このような病変は，しばしば Muir-Torre 症候
群でみられる[13]．また，この腫瘍は，良性脂腺腫
瘍から進展して形成され，放置すれば浸潤性の脂

腺癌(Sebaceous carcinoma)になり得るのか，あ
るいは，発生当初から最後までその生物学的性格が
変わらないのかは不明であり，今後の課題である．

a) 病理診断の決め手

成熟脂腺細胞分化を伴う腫瘍で，脂腺腺腫(図 9)
あるいは脂腺腫(図 10)としての全体構築をもち，
その病変境界は明瞭である．細胞学的には，核異
型性や，多数の核分裂像，混み合った核に代表され

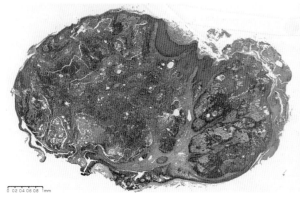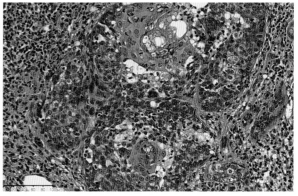

図 11. 眼瞼外脂腺癌 　　　　　　　　　　　　　　　　　a|b
浸潤性の増殖を示す病変(a)で，核異型性のある腫瘍細胞で
構成され，成熟脂腺細胞分化を伴っている(b).

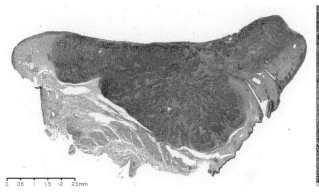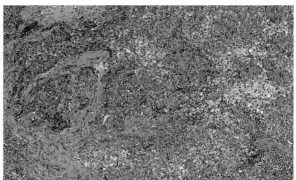

図 12. 眼瞼脂腺癌 　　　　　　　　　　　　　　　　　a|b
眼瞼に生じた大型の一部浸潤性増殖を示す病変(a)で，成熟脂腺
細胞分化を伴う核異型性のある腫瘍細胞の増加で構成されている.

る腫瘍細胞の配列の不規則性などがみられる.

6．脂腺癌(sebaceous carcinoma)

脂腺への分化を主体とする悪性腫瘍である．眼瞼発生例と眼瞼外発生例は互いに区別されることもあるが，生物学的に差違がないために同じ腫瘍として扱われることもある．眼瞼発生例は，Meibom 腺から生じるものが多い.

a）病理診断の決め手

成熟脂腺細胞分化を伴う悪性腫瘍である.

病変は真皮から皮下脂肪組織にかけてみられることが多いが，ときに表皮と真皮上層に限局する例もみられる(**図 11**)．Meibom 腺発生例では病変の主体は瞼板より結膜側にある(**図 12**)．未成熟脂腺細胞様細胞は，基底細胞様のことが多いが，有棘細胞様の形態あるいはやや紡錘形の核を示す例もある.

b）その他の病理所見

病変の被覆表皮あるいは周辺表皮(上皮)内に日光角化症[14]あるいは Bowen 病[15]を伴う例も報告されている.

参考文献

1) 安齋眞一：脂腺器官系病変の概要．皮膚付属器腫瘍アトラス．安齋眞一ほか編，医学書院，東京，pp. 170，2018.
2) 安齋眞一：脂腺器官及び脂腺器官系病変の免疫組織化学的所見．皮膚付属器腫瘍アトラス．安齋眞一ほか編，医学書院，東京，pp. 171-174，2018.
3) 安齋眞一ほか：脂腺母斑の臨床病理学的検討：第1報令や発生部位と病理組織像の変化．日皮会誌，**117**：1611-1620，2007.
4) 安齋眞一ほか：脂腺母斑の臨床病理学的検討：第

2 報二次性腫瘍について. 日皮会誌, **117**：2479-2487, 2007.

5）Ansai S, et al：A clinicopathological study of folliculo-sebaceous cystic hamartoma. *Am J Dermatopathol*, **32**：815-820, 2010.

6）Ansai S：Topics in histopathology of sweat gland and sebaceous neoplasms. *J Dermatol*, **44**：315-326, 2017.

7）Ansai S, et al：Rippled-pattern sebaceoma：A clinicopathological study. *Am J Dermatopathol*, **31**：364-366, 2009.

8）Ackerman AB, et al：Classification of proliferations of sebaceous differentiation. In Histopathologic Diagnosis of Neoplasms with Sebaceous Differentiation. pp. 31-50, Ardor Scribendi, New York, 2009.

9）Nussen S, et al：Sebaceous "adenorna" is sebaceous carcinoma. *Dermatopathol Pract Conceptual*, **4**：5-14, 1998.

10）Misago N, et al：Sebaceoma and related neoplasms with sebaceous differentiation. *Am J Dermatopathol*, **24**：294-304, 2002.

11）Kazakov DV, et al：Discordant architectural and cytologic features in cutaneous sebaceous neoplasms- a classification dilemma：Report of 5 cases. *Arn J Dermatopathol*, **31**：31-36, 2009.

12）Kaminska ECN, et al：Borderline sebaceous neoplasm in a renal transplant patient without Muir-Torre syndrome. *J Cutan Pathol*, **40**：336-340, 2013.

13）Misago N, et al：Sebaceous neoplasms in Muir-Torre syndrome. *Am J Dermatopathol*, **22**：155-161, 2000.

14）Ansai S, et al：Sebaceous carcinoma arising on actinic keratosis. *Eur J Dermatol*, **10**：385-388, 2000.

15）Namiki T, et al：Bowen's disease with sebaceous differentiation：a case report and immunohistochemical analysis of adipophilin and cytokeratin 1. *Am J Dermatopathol*, **40**：841-845, 2018.

第3回 日本フットケア・足病医学会 関東・甲信越地方会

SWGs

SUSTAINABLE WALKABLE GOALS

1 足育で大切な足を守り育てる

2 靴と靴下、正しく履いて足病を予防する

3 足を視て、きれいに洗って保とう美足

4 足に優しい住環境の提案

5 適切な運動習慣で歩く力を維持する

6 足病の予防と治療を可能にする関係をつくりあげる

7 Wound hygieneでより良い創傷管理

8 医療と企業の協働で足の治療環境を整える

2024年 4/28（日）

会場 ソニックシティ
〒330-8669 埼玉県さいたま市大宮区桜木町1丁目7-5

会長 高山かおる
（済生会川口総合病院皮膚科）

副会長 松岡 美木
（埼玉医科大学病院 褥瘡対策管理室）

寺部 雄太
（春日部中央総合病院 下肢救済センター）

一般演題募集期間：**2023年12月13日（水）～2024年1月24日（水）**
詳細は学会ホームページ http://jfcpmkanto3.umin.jp をご確認ください

事務局 済生会川口総合病院皮膚科
事務局長 全日本病院出版会 鈴木由子
〒113-0033 東京都文京区本郷 3-16-4

運営事務局 株式会社コンベンションフィールド
〒101-0043 東京都千代田区神田富山町21 神田FKビル6階
TEL：03-6381-1957 FAX：03-6381-1958
E-mail：jfcpmkanto3@conf.co.jp

MB Derma, 343：61-71, 2024.

◆特集／基礎から学ぶ！皮膚腫瘍病理診断

メラノサイト系腫瘍の病理診断

小川浩平*

Key words：後天性色素性母斑(acquired melanocytic nevus)，青色母斑(blue nevus)，先天性母斑(congenital nevus)，メラノーマ(melanoma)，免疫染色(immunostaining)

Abstract メラノサイト系腫瘍の病理診断は長らく良性の母斑とメラノーマの二元論に基づいて構築されてきた．しかし，近年のゲノム的な知見の蓄積によりメラノサイト系腫瘍の捉え方は変化してきている．2018年の皮膚腫瘍のWHO新分類では紫外線曝露量の累積とゲノム的な発がん機序，発症部位などからメラノサイト系腫瘍は9病型に分類され，病型ごとに良性病変，境界病変，悪性病変が設定された．この新分類は従来のClark分類と一部で共通しており，従来の組織診断の手法を否定するものではない．しかし新分類の知見を踏まえたアプローチは，従来診断が困難であった症例に対して一定の解釈の与えるものになり得る．メラノサイト系腫瘍の分類学についてはまだまだ過渡期の段階にあり，分類不能例や判断に難渋する症例は依然ある．本稿では筆者が初学者の頃よりメンターより教わった手法を元に，新分類の知見を組み合わせ，現時点での理解をまとめたものである．

色素性母斑の分類(Ackerman 分類)

色素性母斑はメラノサイト（色素細胞）の増殖からなる良性腫瘍であり，メラノサイトの局在によって病理組織学的に3つに大別する．すなわち，表皮基底層部の病変は境界部母斑，真皮内のみの病変は真皮内母斑，表皮内と真皮内の病変は複合型母斑と分類する．さらにAckermanは特徴的な臨床像と病理組織像とを組み合わせ，後天性色素性母斑をMiescher母斑，Unna母斑，Clark母斑，Spitz母斑の4型に分類した（**図1, 2**）[1]．以下にそれぞれの病型についての要点をまとめる．

1．Miescher 母斑

成人の顔面，頭頸部に好発する単発のドーム状の結節で，表面は平滑である．組織学的には隆起部の真皮内に母斑細胞が逆三角形型に増殖する真皮内母斑となる．若年者では表皮内病変を有し複合型となる場合がある．病変を構成する真皮内の

類円形の母斑細胞は3種に大別できる．A型細胞は真皮浅層あるいは付属器近傍にみられ，メラニンを含有する豊富な細胞質とやや大きな核を持ち，しばしば多核細胞を形成する．B型細胞は真皮の中層に存在するメラニンの乏しいリンパ球様の細胞である．C型細胞は主に真皮の中層から下層に存在し，Schwann細胞に類似した紡錘形の核を持つ．真皮の上層から下層へ，極性を持ちながらA型からB型，C型への変化，もしくはA型からC型への変化・移行をもって成熟(maturation)と捉える（**図3**）．

2．Unna 母斑

頸部，体幹に好発し，表面が顆粒状，桑実状の有茎性結節を形成する．掌蹠にはみられない．病理組織学的には乳頭状のシルエットと隆起部の真皮内に限局した母斑細胞の増殖で構成され，底部は平坦となる．基本は真皮内母斑であり，複合型母斑がときにあるが，境界部型はない．前述の「成熟」の所見もよくみられる．

* Kohei OGAWA，〒634-8522 橿原市四条町840 奈良県立医科大学皮膚科学教室，学内講師

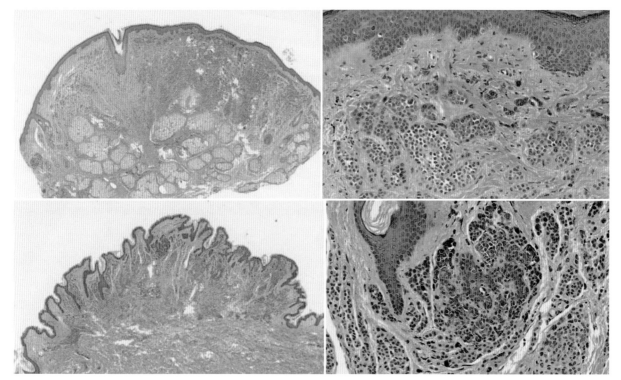

図 1.

a，b：Miescher 母斑．ドーム状で表面平滑な真皮内母斑．類円形で小型の母斑細胞が胞巣を形成し増殖する．

c，d：Unna 母斑．表面が乳頭状を示す真皮内母斑．類円形で小型の母斑細胞が胞巣を形成し増殖する．

a	b
c	d

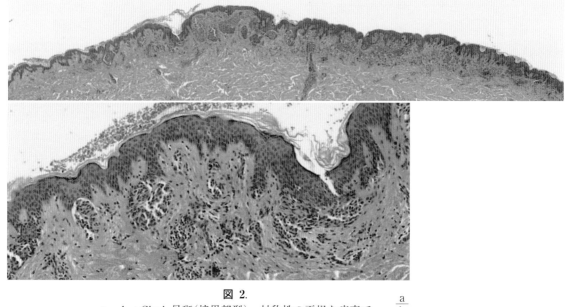

図 2.

a，b：Clark 母斑（境界部型）．対称性の平坦な病変で，表皮突起の先端にメラノサイトの胞巣形成がみられる．

a
b

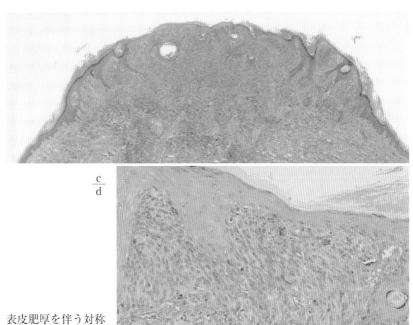

図 2.
つづき

c，d：Spitz 母斑（複合型）．表皮肥厚を伴う対称
性の病変で，表皮および真皮内で紡錘形のメラ
ノサイトが束状の配列をとって増殖する．

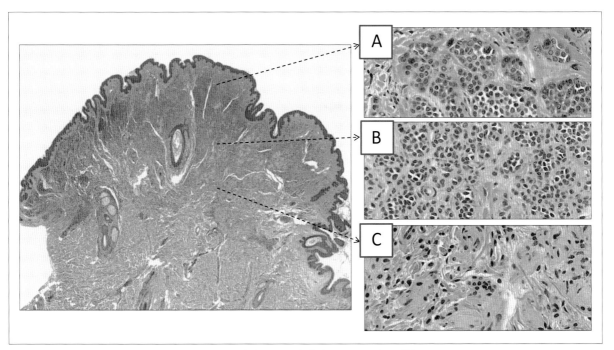

図 3. 真皮内母斑の成熟（maturation）の所見
良性の色素性母斑にみられる所見であり，真皮の上層から下層へ，極性を持ちながら
A 型から B 型，C 型へ変化，もしくは A 型から C 型へ変化・移行する．

3．Clark 母斑

体幹・四肢に好発する平坦な色素斑である．と
きに中央に軽度の隆起を伴う．病理組織学的には

境界部型または複合型のパターンをとる．対称性
の構築を持ち，辺縁の境界は明瞭である．表皮突
起の先端にメラノサイトの胞巣形成がみられ，胞

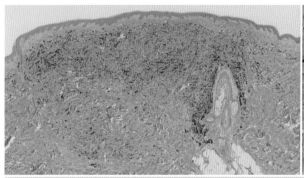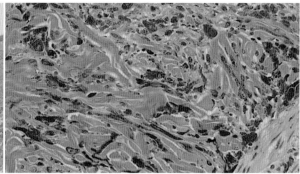

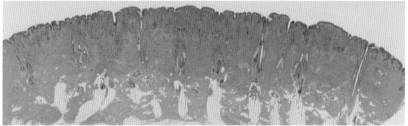

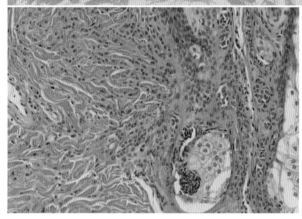

図 4.
a，b：青色母斑．真皮内の双極性でメラニンの豊富な
真皮メラノサイトの増殖，メラノファージの浸潤，間
質の硬化からなる結節性病変である．
c，d：先天性母斑．真皮の母斑細胞は帯状の分布を示
して増殖する．膠原線維間や付属器上皮周囲の分布が
特徴である．

巣間には個別性増殖もみられる．複合型では病変
中央の真皮乳頭層に限局して異型性に乏しい母斑
細胞の胞巣形成がみられる．真皮成分より両側の
外側に境界部母斑の成分が広がる構築が特徴で，
shoulder lesion と形容される．

4．Spitz 母斑

　10 歳以下の小児に好発する比較的稀な病型で
ある．臨床所見にはバリエーションがあり，紅色
または黒褐色の結節や，辺縁に starburst pattern
をとる黒褐色斑としてみられる．病理学的には紡
錘形ないし類上皮のメラノサイトの増殖からな
り，表皮肥厚を伴う対称性の構築が特徴である．
境界部型，真皮内型，複合型のいずれの分布もと
り得る．真皮内病変は逆三角形型のシルエットを
とりやすく，下層では胞巣や細胞の小型化がみら
れやすい．

真皮メラノサイトの増殖性疾患

　以下に述べる青色母斑以外の疾患（2〜4）は病理
組織学的にはほぼ共通しているため，臨床所見と
合わせた総合判断が必要である．

1．青色母斑

　成人の四肢背側面に好発する．青色の小結節ま
たは斑を形成し，稀に大型の病変を形成する．病理
組織学的には真皮内にメラニンの豊富な紡錘形から
樹枝状の真皮メラノサイトが錯綜しながら増殖
し，周囲にメラノファージの浸潤と結合織の硬化
を伴いながら塊状の病変を形成する（図 4-a, b）．
表皮内成分はみられない．

2．太田母斑

　出生時あるいは乳幼児期に発症し，三叉神経の
第 1 枝，第 2 枝の支配領域に一致して片側性，稀

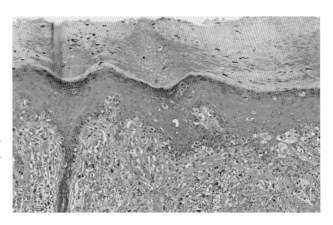

図 5.
Acral melanoma
表皮内では大型の異型メラノサイトが個別性または胞巣を形成して増殖する. 表皮の顆粒層まで異型メラノサイトの上昇(ascent)を認める. 汗管上皮内にも異型メラノサイトが個別性に広がる像を認める.

に両側性に生じる青褐色斑である. 支配領域の眼球結膜や粘膜にも色素斑がみられる. 病理組織学的には紡錘形でメラニン顆粒の豊富な真皮メラノサイトが真皮内に広く散在性に分布する. 間質の変化は目立たない. 肩峰部から上背部にかけて生じた病変は, 伊藤母斑と呼称される.

3. 蒙古斑

新生児の腰臀部, ときに背部に出現する青灰色の色素斑で自然消退傾向がある. 体幹の背側面以外のものは異所性蒙古斑と分類される.

4. 後天性真皮メラノサイトーシス

中年以降の女性の頬骨部, 前額部, 眼瞼, 鼻翼などに左右対称性で灰褐色の点状集簇性色素斑を形成する. 人種差があり東アジアに多い. 眼球メラノーシスはほぼみられない.

先天性母斑

生下時からみられるが, 生後しばらくして発症することもある. 前述の後天性母斑より大型の病変を形成する. 母斑細胞の水平方向に広がりがみられ, 真皮上層では帯状の均一な分布を示す. 表皮内成分はメラノサイトの胞巣形成と個別性増殖が混在することが多いが, 加齢とともに目立たなくなる. 母斑細胞が付属器上皮や血管の周囲に分布する点や, 真皮網状層の膠原線維間に1列に並ぶ点が特徴的である(図4-c, d). 総じて細胞異型は乏しい.

メラノーマの基本的な組織学的所見[2)3)]

本項よりメラノーマの基本的な所見を解説す

る. まず病変の全体像を弱拡大にて観察し, 臨床のABCD ruleに対応する所見を確認する. 中拡大ではメラノーマに出現しやすい特徴的な所見を確認し, 強拡大では細胞形態の評価を行う.

1. 弱拡大像の評価

直径が6 mmを超える病変はメラノーマの可能性がある. 病変全体のシルエットを確認し対称性を評価する. メラノーマでは増殖するメラノサイトやメラニンの分布, 密度, 胞巣の大きさや形態などに非対称性・不均一性がみられやすい. メラノーマの臨床的な「染み出し」は, 組織学的には病変辺縁の表皮内のメラノサイトの境界不明瞭な個別性増殖に対応する.

2. 中拡大像の所見

a) 表皮内の個別性細胞と腫瘍胞巣の比較

良性の色素性母斑では成長の過程でメラノサイトの胞巣形成が次第に優位となるが, メラノーマは個別性細胞が胞巣より優位に目立つことが多い.

b) 皮膚付属器上皮へのメラノサイトの進展像

毛包上皮や汗管上皮内に異型メラノサイトの進展・増殖が目立つ場合はメラノーマの可能性がある(図5).

c) 表皮上層へのメラノサイトの上昇(ascent)

腫瘍性のメラノサイトが表皮基底層部から離れて, 表皮上層へ分布する所見を上昇(ascent)という(図5). 細胞異型の所見と併せて判断するのが望ましい. 表皮の顆粒層に達するメラノサイトをascentの有意な所見と捉えるとよい. 表皮の全層性に個別性細胞および胞巣が散布されるように増殖する所見(pagetoid spread)は, メラノーマを強

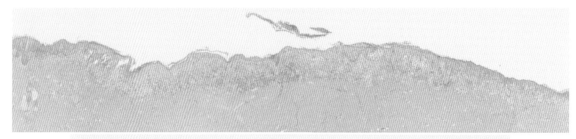

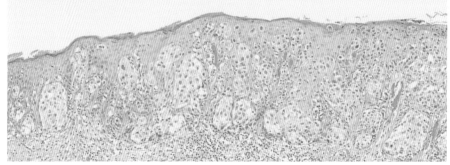

図 6. Low-CSD melanoma in situ
表皮内で青灰色の細胞質を持つ異型メラノサイトが
pagetoid spread を呈して増殖している.

く疑う所見である.

d）成熟（maturation）の欠如

メラノーマの真皮内病変では，前項で述べた「成熟」の所見が欠如することが多い.

3．強拡大像の所見

腫瘍性メラノサイトの異型性や細胞形態を評価する．メラノサイトの核の大きさが周囲の角化細胞の核と同等かそれ以上の大きさの場合，核異型の１つの指標とされる．核腫大，核の角張ったような不整な形態，クロマチンの濃染はメラノーマの早期病変から出現しやすい重要な所見である．進行期になると大型で明瞭な核小体，異型核分裂像，核縁の不均等肥厚，孤立性または塊状の腫瘍細胞の壊死像などの所見も出現するようになる.

メラノーマの WHO 分類と組織所見

進行期・完成期のメラノーマでは，前項の基本的な組織学的所見が明瞭となり診断はしやすくなる．しかし実際には良悪性の所見が共存し，診断に難渋する症例をしばしば経験する.

2018 年の皮膚腫瘍の WHO 分類（第 4 版）では，メラノーマは慢性的な紫外線傷害の有無と遺伝子異常に基づいて 9 病型に分類され，経路ごとに対応する良性病変や境界病変が設定されている[4]．病型と遺伝子異常の種類ごとにメラノーマへの進展様式や細胞形態が異なるため，それぞれの境界病変や早期メラノーマの病理組織所見には違いがある．よって，新分類の病型・遺伝子変異との対応を意識しながら病理組織所見を整理していくことが望ましい[5]．以下に代表的な経路と対応する所見を記載する.

1．経路 I　Low-CSD（cumulative sun damage）melanoma（図 6）

間欠的な強い紫外線曝露が発症と関連し，青壮年の白人の体幹や四肢に好発する．表皮基底層部の正常なメラノサイトからの de novo 発癌と，良性の母斑の表皮内成分からの発癌が起こり得る．主に *BRAF* 遺伝子の V600E 点変異がみられ，対応する免疫染色は病型診断に有用である.

Low-CSD melanoma の早期病変では，表皮内で異型メラノサイトの個別性かつ胞巣状の増殖がみられるが，基本どおり個別性の細胞が優位になりやすい．進行とともに pagetoid spread やメラノサイトが融合し連なる（confluent）ような増殖所見が観察されるようになる．異型メラノサイトは類上皮の形態で，細胞質には青灰色で細かい粉

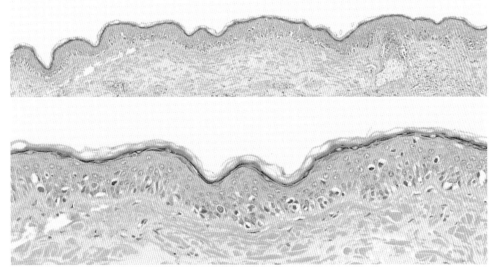

図 7. High-CSD melanoma
真皮間質に日光変性を認める．表皮基底層部を中心にやや角張った
印象のクロマチンの濃い異型メラノサイトが個別性に増殖する．

塵状のメラニン顆粒を有することが多い．この病
型では良性の母斑の合併がみられる場合があるた
め[6]，深達度の判定の際に良性成分は含めないよ
う留意する．

2．経路Ⅱ　High-CSD melanoma（図 7）

高齢者の顔面に好発する．紫外線の持続的な曝
露により de novo 発癌する．表皮は萎縮・平坦化
し，真皮間質に日光変性がみられる．初期には異
型性に乏しいメラノサイトの軽度の個別性増殖か
ら始まり，intraepidermal melanocytic prolifera-
tion without atypia（IMP）と呼ばれる．悪性化の
過程で徐々に細胞の密度と異型性が増し，経過中
には中間的な病変（intraepidermal melanocytic
proliferation with atypia；IAMP）がみられ得る．
胞巣形成は進行するにつれみられるようになる
が，個別性の増殖が主体である．表皮内の異型メ
ラノサイトにはクロマチンの濃染がみられ，角
張ったような固い印象を受ける．

3．経路Ⅳ　Malignant Spitz tumor

Spitz 母斑は独特な病型で，大半は *ALK*，
ROS1，*NTRK*，*RET*，*MET* などのキナーゼ融
合遺伝子により，一部は *HRAS* 遺伝子の点変異に
より生じることが明らかになっている．形態学的
診断のみでは予後の異なる low-CSD melanoma
との鑑別が困難な場合があり，免疫染色による評

価（BRAF vs ALK，ROS1，NTRK など）が両者の
鑑別に有用な場合がある．そのような背景から，
近年は Spitz 母斑の疾患概念は遺伝子学的な所見
を重要視する方向にシフトしつつある[7]．特徴的
な遺伝子変異によって形成された Spitz 母斑に段
階的な遺伝子変異が蓄積することで中間的な
atypical Sptiz tumor（Spitz melanoctyoma）を経
て，極めて稀に malignant Spitz tumor へと至る
と考えられる[8]．Malignant Spitz tumor は豊富な
好酸性の細胞質を有する紡錘形または類上皮の細
胞が特徴で，悪性化に伴い病変の増大，皮下深部
への浸潤，高度な核異型や多数の核分裂像，潰瘍
形成などを生じる．

4．経路Ⅴ　Acral melanoma

掌蹠や爪のメラノーマで，遺伝子変異は *KIT*，
NRAS，*BRAF*，*HRAS*，*KRAS*，*NF1* などと多
彩である[9]．多くは de novo 発癌と考えられる．
足底のメラノーマは荷重部に好発するため，外的
刺激による遺伝子変異が発症に関わると推測され
る[10]．

この病型については，早期メラノーマの病理診
断は非常に難しい．初期には軽度の異型性を有す
るメラノサイトの基底層での孤立性増殖のみであ
る．異型メラノサイトはクロマチンが濃染し，角
張ったような固い印象を受ける．悪性化とともに

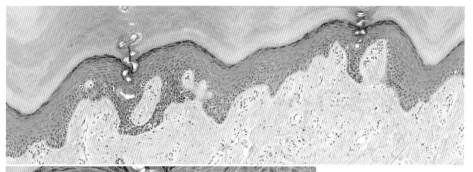

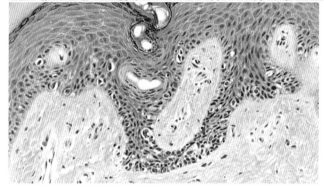

図 8.
Acral melanoma
表皮内汗管が貫く表皮突起にて異型メラノサイトの個別性増殖がみられる．異型メラノサイトはやや大型でクロマチンが濃染し，大小不同がある．

病変は大型化し，ascent や pagetoid spread が目立つようになる．

　掌蹠の病変を正確に評価するためには，皮丘皮溝に垂直方向に標本を切り出して標本を作成する必要がある．メラノーマでは表皮内汗管が貫く表皮突起での異型メラノサイトの個別性増殖がみられやすいが（図8），過信は禁物で，母斑でも部分的に観察され得る．正しく標本を切り出すと角層内のメラニン顆粒の分布がダーモスコピーの皮溝・皮丘パターンと相関するため，診断の一助となり得る．また掌蹠では外的刺激により良性の母斑でも ascent や pagetoid pattern が目立つ場合があり過剰診断に注意する．常に全体構築と細胞異型を含めた総合判断が必要となる．

5．経路Ⅷ　Melanoma arising in blue nevus

　青色母斑のドライバー遺伝子異常は *GNAQ*，*GNA11*，*CYSLTR2* 遺伝子の点変異が知られている．青色母斑の真皮内成分が（atypical）cellular blue nevus を経て極めて稀にメラノーマに至る．悪性領域では高度な異型性や分裂像，壊死を伴う紡錘形細胞の密な束状増殖，シート状増殖からなる．病理組織学的には既存の青色母斑の良性成分が病変内に併存することが多いため，診断の手が

かりとする．この病型では上皮内成分や「成熟」の所見を欠くため，前述のメラノーマの基本的病理組織所見の大半の項目は参考にならない．異型性や細胞形態の評価が重要となる．

免疫染色

　メラノサイト病変の免疫染色には，3つの目的がある．すなわち，①メラノサイトの同定，②良悪性の判別，③遺伝子異常の同定である．

1．メラノサイトの同定

　S100蛋白，MelanA，HMB45，SOX10 が代表的である．

　S100蛋白は核と細胞質に染色される．感度が高いが特異性は低く，細胞形態や分布は観察しにくい．主に分化不明腫瘍のスクリーニングに用いる．

　MelanA は高感度・高特異度で，細胞質にびまん性に陽性となる．バランスの良い抗体で分化や分布の確認に有用である．メラノゾームを取り込んだケラチノサイトや組織球に過染することがあり，炎症を伴う早期病変の評価は難しい．また細胞質にメラニンが豊富な病変では判定が難しくなる．

　HMB45 は細胞質に染色され，感度がやや低く特異度が高い．汎メラノサイトマーカーとしては

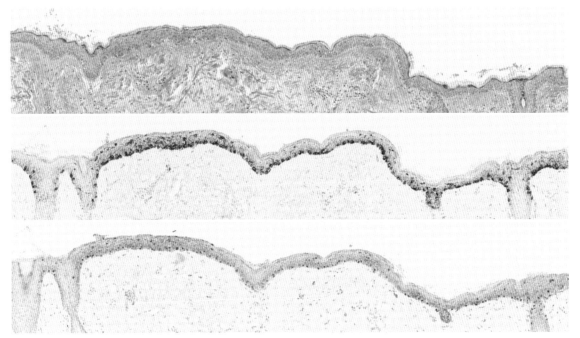

図 9. High-CSD melanoma MelanA と SOX10 の反応性の比較
SOX10 と比較して MelanA は強く染色される傾向がある．周囲の
角化細胞にも過染する部位がある．
a：HE　　　b：MelanA　　　c：SOX10

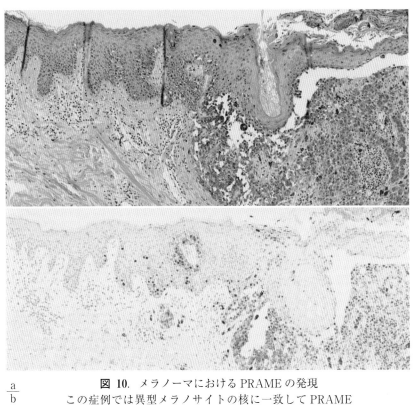

図 10. メラノーマにおける PRAME の発現
この症例では異型メラノサイトの核に一致して PRAME
がびまん性に陽性となっている．よく染まる場合には病変
の境界部の判定の参考にもなる．
a：HE　　　b：PRAME

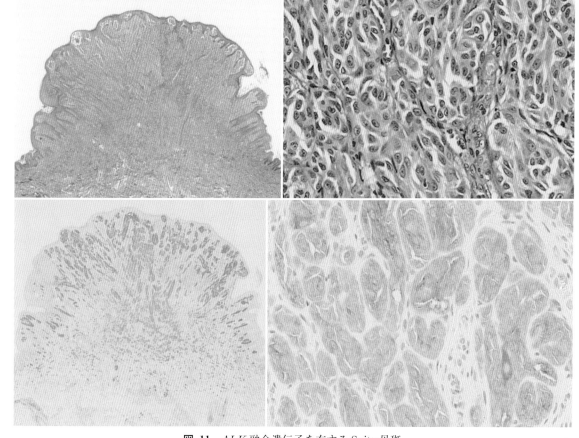

図 11. *ALK* 融合遺伝子を有する Spitz 母斑
a：真皮内に紡錘形のメラノサイトが胞巣を形成しながら束状に増殖する.
b：メラノサイトの細胞質に一致して ALK がびまん性に陽性となる.

a
b

使用しづらく, 後述の良悪性の判別に有用である.

SOX10 は核に染色される高感度・高特異度のマーカーで, メラノサイトの分化, 分布, 核の形態評価に非常に有用である(**図9**). 特に表皮内の早期病変やメラニンの豊富な病変の判定に力を発揮する. 汗腺の分泌部や Schwann 細胞にも陽性になるため, 真皮に浸潤するメラノーマの深達度評価に用いる際には注意する.

2．良悪性の判別

HMB45, p16, PRAME などが代表的であるが, いずれも絶対的な指標ではない.

HMB45 は良性の色素性母斑の表皮直下を除く真皮内成分の大半で陰性となるが, メラノーマの真皮浸潤ではびまん性陽性〜部分陽性になりやすい.

がん抑制蛋白CDKN2A(p16)の不活化とホモ接合性欠失は, 免疫染色の p16 の陰性化として観察される. 良性病変ではびまん性またはモザイク状に陽性となり, 悪性化すると完全欠失する. Sptiz母斑では良性にも関わらず陰性化しやすい.

PRAME は核に染色されるマーカーであり, 腫瘍細胞の半数以上の陽性所見がある場合にはメラノーマが示唆される(**図10**)[11]. 施設ごとの染色態度と合わせた評価が望ましい.

3．遺伝子異常の同定

BRAF, ALK, ROS1, pan-Trk, BAP1, β-catenin などが代表的である.

BRAF の免疫染色は, *BRAF V600E* 点変異と高い相関性があるサロゲートマーカーとされる. 経験上は染色態度のばらつきがあり, 陽性所見が非常に薄い場合があるため慣れが必要である. 主に経路Ⅰのメラノサイト病変(common nevus〜low-CSD melanoma)で陽性となる. 一方, ALK, ROS1, pan-Trk などはキナーゼ遺伝子の転座の

検索に有用である．経路Ⅳのメラノサイト病変（Spitz 母斑〜malignant Spitz tumor）の半数程度はこれらの 3 つの免疫染色にて判断できると考えられる．ALK は感度・特異度に優れ（**図 11**），他はやや劣る．これらの免疫染色の組み合わせは，形態が類似し予後が異なる経路Ⅰと経路Ⅳの病変の鑑別に有用である．

BAP1 や β-catenin は，特殊病型である BAP1-inactivated melanocytoma や deep penetrating nevus の診断にそれぞれ有用である．

結　語

メラノサイト病変の病理診断につき，基本所見と代表的な病型と免疫染色についてまとめて記載した．メラノサイト病変の分類方法はまだ過渡期の段階にあり，今後の新知見と合わせて診断の手法の変遷があると予想される．

引用文献

1) Ackerman AB, et al：Naming acquired melanocytic nevi. Unna's, Miescher's, Spitz's Clark's. *Am J Dermatopathol*, **12**：193-209, 1990.
2) 真鍋俊明ほか：皮膚腫瘍Ⅱ　メラノサイト系腫瘍とリンパ・組織球・造血系腫瘍（真鍋俊明，清水道生編），文光堂，pp. 70-86, 2010.
3) Busam KJ：Histopathologic Diagnosis of Melanoma. In：Pathology of Melanocytic Tumors（ed by Busam KJ, Gerami P, Scolyer RD），Elsevier, Amsterdam, pp. 131-139, 2018.
4) Elder DE, Barnhill RL, Bastian BC, et al：Melanocytic Tumours. In：WHO Classification of Skin Tumours（ed by Elder DE, et al），4th ed, pp. 65-75, IARC, Lyon, 2018.
5) 後藤啓介：【いま基本にかえるメラノーマ診療】メラノーマの病理組織診断 *MB Derma*, **298**：25-33, 2020.
6) Massi D, et al：Naevus-associated melanomas：cause or chance? *Melanoma Res*, **9**：85-91, 1999.
7) Quan VL, et al：Integrating Next-Generation Sequencing with Morphology Improves Prognostic and Biologic Classification of Spitz Neoplasms. *J Invest Dermatol*, **140**：1599-1608, 2020.
8) Wiesner T, et al：Genomic aberrations in spitzoid melanocytic tumours and their implications for diagnosis, prognosis and therapy. *Pathology*, **48**：113-131, 2016.
9) Yeh I, et al：Targeted Genomic Profiling of Acral Melanoma. *J Natl Cancer Inst*, **111**：1068-1077, 2019.
10) Minagawa A, et al：Melanomas and Mechanical Stress Points on the Plantar Surface of the Foot. *N Engl J Med*, **374**：2404-2406, 2016.
11) Kunc M, et al：Diagnostic test accuracy meta-analysis of PRAME in distinguishing primary cutaneous melanomas from benign melanocytic lesions. *Histopathology*, **83**：3-14, 2023.

好評

カラーアトラス
爪の診療実践ガイド
改訂第2版

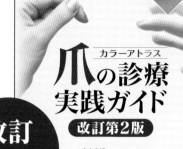

編集 安木良博 (佐賀記念病院 / 昭和大学)
田村敦志 (伊勢崎市民病院)

2021年6月発行　Ｂ５判　274頁
定価7,920円(本体7,200円＋税)

さらに詳しくはこちら！

大好評書籍の改訂版がボリュームアップして登場！

爪の解剖や年代別特徴などの基礎知識から、画像診断、各疾患の治療法まで多数の臨床写真をもとに詳説。
特に過彎曲爪の保存的治療、薬剤による爪障害、生検の仕方を含めた爪部の病理組織、麻酔・駆血法についての新項目を加え、各分野のエキスパートが症例写真・文献・最新知見の追加等を行いました！基礎から実践まで徹底網羅した、爪診療に携わるすべての方必読の一書です！

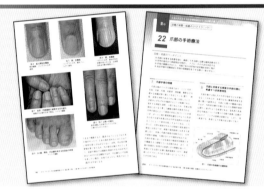

 全日本病院出版会
www.zenniti.com
〒113-0033 東京都文京区本郷 3-16-4　Tel：03-5689-5989
Fax：03-5689-8030

MB Derma, **343**：73-81, 2024.

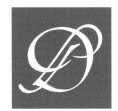

◆特集／基礎から学ぶ！皮膚腫瘍病理診断
皮膚のリンパ腫・血液系腫瘍

杉田和成*

Key words：皮膚 T 細胞リンパ腫(cutaneous T cell lymphoma)，皮膚 B 細胞リンパ腫(cutaneous B cell lymphoma)，免疫組織化学(immunohistochemistry)，フローサイトメトリ(flow cytometry)

Abstract 皮膚のリンパ腫の病型には皮膚 T 細胞・NK 細胞リンパ腫と皮膚 B 細胞リンパ腫があり，これらのうち，頻度としては，圧倒的に T 細胞系の腫瘍が多い．本稿では，比較的頻度の多い，皮膚 T 細胞リンパ腫の病理組織像について解説し，次いで，皮膚 B 細胞リンパ腫の病理像についても概説する．皮膚 B 細胞リンパ腫にも様々な病型があるが，ここでは，原発性皮膚びまん性大細胞型 B 細胞リンパ腫，下肢型と血管内大細胞型 B 細胞リンパ腫について触れたい．加えて，その他の血液系の腫瘍として，ランゲルハンス細胞組織球症や芽球性形質細胞様樹状細胞腫瘍の皮膚病理組織学的な特徴についても述べる．皮膚のリンパ腫・血液系腫瘍の診断には，臨床，病理診断に加えて，免疫組織化学や分子生物学的手法，フローサイトメトリなども駆使しながら行う．血液系の腫瘍は，他臓器とも密接に関わっており，全身検索を行い，病期を決定のうえ，治療する．

はじめに

皮膚リンパ腫の分類は WHO-EORTC(World Health Organization-European Organization for Research and Treatment of Cancer)分類がもとになっており，2017 年に悪性リンパ腫 WHO 分類改訂第 4 版が出版された[1)2)]．その後，2018 年，WHO-EORTC 分類は，若干の改訂があり，WHO Classification of Skin Tumors 第 4 版が刊行されている[3)]．皮膚リンパ腫の病型には，皮膚 T 細胞・NK 細胞リンパ腫と皮膚 B 細胞リンパ腫があり，これらは，さらに細かな病名に分類されている．皮膚リンパ腫のうち，T 細胞系の皮膚リンパ腫は 77%，B 細胞系の皮膚リンパ腫は 23% と報告されており，圧倒的に T 細胞系の腫瘍が多い[4)]．T 細胞系の腫瘍のなかで，最も多いのが菌状息肉症であり，すべての皮膚リンパ腫のうち，約半数を占めている[4)]．そこで，本稿では，頻度の多い皮膚

T 細胞リンパ腫を中心に，皮膚 B 細胞リンパ腫のなかで重要なもの，稀ではあるが，臨床的に知っておくとよい皮膚病理組織所見を中心に解説する．

皮膚 T 細胞リンパ腫
(cutaneous T cell lymphoma：以下，CTCL)

1. 菌状息肉症

菌状息肉症は紅斑期，扁平浸潤期，腫瘤期，内臓浸潤期の 4 つの病期に分けられるが，紅斑期ではしばしば湿疹病変との鑑別が難しいこともあるため，慎重な経過観察を行い，必要に応じ皮膚病理組織学的に精査を行うことが望ましい．**図 1** は紅斑と多形皮膚萎縮を伴う病変から皮膚生検を行ったものである．古典的な菌状息肉症では，pautrier 微小膿瘍を認める(**図 1**)．これは，異型リンパ球が表皮内に集簇したものである．菌状息肉症に特異的ということではなく，成人 T 細胞白血病・リンパ腫(adult T-cell leukemia-lymphoma：以下，ATL)でもみられる．別の患者の扁平浸潤期の標本では，表皮向性の強い細胞浸潤

* Kazunari SUGITA, 〒849-8501 佐賀市鍋島 5-1-1 佐賀大学医学部内科学講座皮膚科，教授

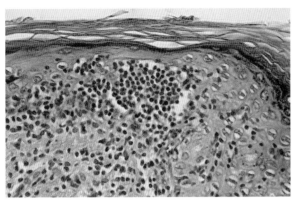

図 1. 菌状息肉症でみられた pautrier 微小膿瘍

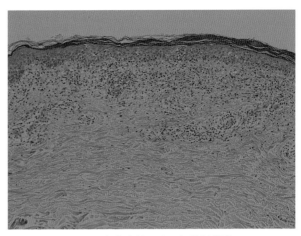

図 2. 表皮向性の強い細胞浸潤像

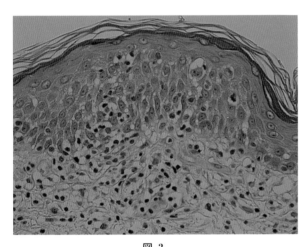

図 3.
表皮内の異型リンパ球の周囲に間隙(halo)が
みられる.

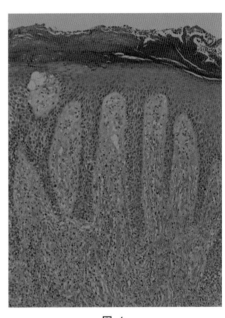

図 4.
真皮全層に異型リンパ球が浸潤し
線維化が著しい.

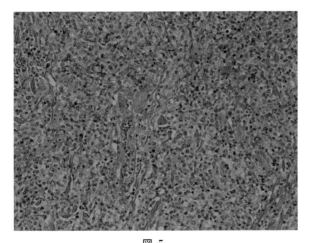

図 5.
異型リンパ球の大小不同や核不整が顕著である.

がみられ, 真皮浅層に帯状にリンパ球が浸潤している(図2). 拡大を上げると, 表皮内に浸潤するリンパ球に大小不同があり, 異型リンパ球と判断できる. 加えて, 異型リンパ球のまわりには間隙, いわゆるhaloを伴っているのが特徴である(図3). 真皮内に浸潤する細胞は, 異型リンパ球の中にリンパ球が混在している. 弱拡大で, 真皮内の細胞よりも表皮内の細胞がやや大型であることに気づく. ところが, リンパ腫が進行し, 腫瘤期に至ると, 表皮突起が延長し, 真皮内を垂直に走る線維化が目立つようになる(図4). 腫瘍細胞は大

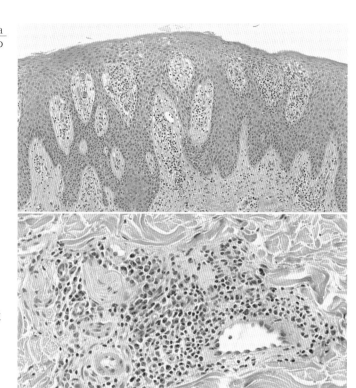

図 6.
Sézary 症候群でみられた，異型リンパ球
　　a：真皮乳頭部
　　b：真皮血管周囲
（大阪公立大学皮膚病態学：林 大輔先生,
後藤 寛之先生のご厚意による）

型で，核の大小不同が顕著であり，核の不整も目立つ（**図5**）．こうした，古典的な菌状息肉症に加えて，パジェット様細網症（pagetoid reticulosis），granulomatous slack skin, folliculotropic mycosis fungoides といった比較的稀なバリアントも存在する．

2．Sézary 症候群

　Sézary 症候群は体表面積の 80％以上に病変を有する，いわゆる紅皮症状態を呈し，かつ，皮膚やリンパ節，末梢血中に Sézary 細胞を認め，リンパ節腫脹がみられるという，3徴がみられる疾患である．Sézary 細胞は，大型でくびれのある核の形態を示す細胞である．紅皮症状態を呈する皮膚リンパ腫には，Sézary 症候群以外にも，菌状息肉症から移行したものや，その他のもの（not specified, NOS）でもみられるが，本稿ではこれらは割愛する[5]．Sézary 症候群の皮膚病理組織像は真皮の浅層に帯状に細胞浸潤がみられ，リンパ球や組織球，種々の数の Sézary 細胞がみられる．**図6-a** では，真皮乳頭部に異型リンパ球の浸潤がみられる．加えて，真皮浅層の血管周囲に細胞浸潤がみられ，これらは主に異型リンパ球であった

（**図6-b**）．しばしば，菌状息肉症の病理組織像と区別が困難なことがある．Sézary 細胞が含まれる pautrier 微小膿瘍がみられる症例がある一方，pautrier 微小膿瘍がみられない症例もある．加えて，真皮の浅い部分に grenz zone がみられ，皮膚とは境界がはっきりしているケースもある．したがって，末梢血中に Sézary 細胞を同定することが診断上，重要である．

3．成人 T 細胞白血病/リンパ腫（ATLL）

　ATLL の臨床像は多彩であり，斑型，局面型，多発丘疹型，結節・腫瘤型，紅皮症型，紫斑型が知られている[6]．これらは特異疹であり，しばしば菌状息肉症との鑑別が問題となる．加えて，ATLL には非特異疹もみられるため，血清学的に HTLV-1 抗体が陽性であり，かつ，皮膚病変の細胞のゲノム DNA 中に HTLV-1 のプロウイルスがあるかどうかを調べることで，特異疹と判断できる．皮膚病理組織学的に，ATLL 細胞は表皮向性がみられ，表皮内に大型の異型リンパ球が浸潤する（**図7**）．Pautrier 微小膿瘍を形成する症例もある．通常，ATLL 細胞は真皮浅層に帯状に浸潤するが，前述の多彩な臨床像を反映して，脂肪組織

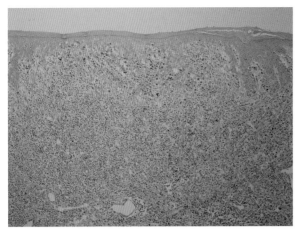

図 7.
真皮内と比べ大型の異型リンパ球(ATLL 細胞)が
表皮内に浸潤している.

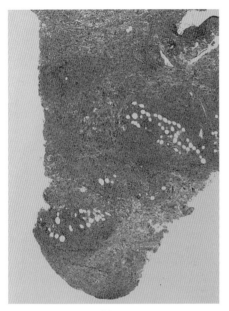

図 8.
異型リンパ球が皮下の脂肪組織内に
浸潤する.

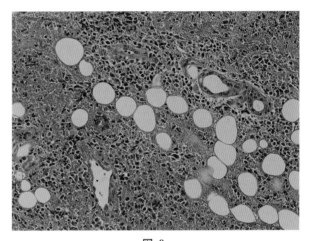

図 9.
クロマチンに富む異型リンパ球は脂肪細胞を
取り囲むように分布している.

に ATLL 細胞が浸潤する症例もみられる.

4. 皮下脂肪織炎様 T 細胞リンパ腫

皮下脂肪織炎様 T 細胞リンパ腫は結節性紅斑様の皮下硬結が多発し,CD3⁺CD4⁻CD8⁺を示す,非常に稀な CTCL である.Granzyme B や perforin,TIA-1 が陽性であり,細胞傷害活性が高いリンパ腫である[7].臨床的に,主に下肢に生じるが体幹にも生じることがある.しばしば,結節性紅斑や Lupus erythematosus(LE)profundus との鑑別を要する.末期にしばしば血球貪食症候群が起こることが知られている.また,全身性エリテマトーデスや関節リウマチなど自己免疫疾患の合併

例が知られている.皮下脂肪織炎様 T 細胞リンパ腫の皮膚病理組織像は,異型リンパ球が皮下脂肪組織に浸潤するのが特徴である(図 8).加えて,異型リンパ球は脂肪細胞を取り囲むように浸潤し,これを rimming と呼ぶ(図 9).最近,紅斑や皮下結節のみられない症例も報告されており,注意を要する[8].

5. 原発性皮膚 CD30 陽性 T 細胞リンパ増殖異常症

原発性皮膚 CD30 陽性 T 細胞リンパ増殖異常症は 3 つに分類されている.具体的には,原発性未分化大細胞型リンパ腫(primary cutaneous ana-

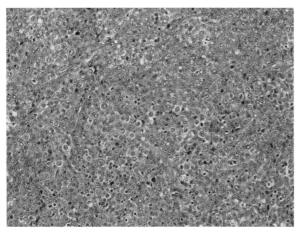

図 10.
大型な異型細胞が稠密に浸潤している.

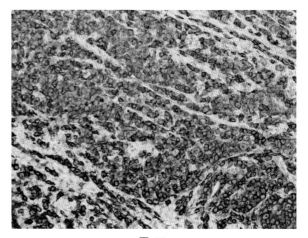

図 11.
腫瘍細胞は CD30 陽性である.

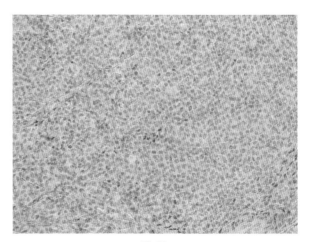

図 12.
ALK は陰性である.

plastic large cell lymphoma：以下，ALCL），ボーダー病変（borderline lesions），リンパ腫様丘疹症（lymphomatoid papulosis）からなる．ALCL は，臨床的に腫瘤や結節あるいは浸潤性紅斑で孤立性の病変が一般的であるが，多発することもある[9]．皮膚病理組織像は，真皮の上層から皮下脂肪組織にかけて異型リンパ球が浸潤し，Hodgkin 細胞に類似した大型な細胞であることが特徴である（図10）．免疫組織化学的に CD30 陽性であり（図11），ほとんどが CD4 も陽性である．加えて，perforin，granzyme B，TIA-1 などの細胞障害性の蛋白も発現している．ALCL は節性の ALCL と皮膚原発の ALCL とを区別する必要がある．その際，anaplastic lymphoma kinase（ALK）の発現をみる．皮膚 ALCL は ALK 陰性に属する（図12）．

　他方，リンパ腫様丘疹症は臨床的に丘疹が出現，消退を繰り返す，良性の病変である．病理組織学的に，腫瘍細胞は ALCL 同様，CD30 陽性の大型な異型細胞が真皮上層から皮下脂肪組織にかけて浸潤する（図13, 14）．また，リンパ腫様丘疹症を，wedge shape か，MF（mycosis fungoides)-like か，ALCL-like，CD8＋aggressive epidermotropic T-cell lymphoma-like かでそれぞれ，Type A，Type B，Type C，Type D に分ける考え方も提唱されている[10]．

皮膚 B 細胞リンパ腫

1. 原発性皮膚びまん性大細胞型 B 細胞リンパ腫，下肢型

　皮膚 B 細胞リンパ腫には，粘膜関連リンパ組織節外性辺縁帯リンパ腫（MALT リンパ腫）（extranodal marginal zone lymphoma of mucosa-associated lymphoid tissue），原発性皮膚濾胞中心リンパ腫（primary cutaneous follicle center lymphoma），原発性皮膚びまん性大細胞型 B 細胞リンパ腫，下肢型（primary cutaneous diffuse large B-cell lymphoma, leg type）EBV 陽性粘膜皮膚潰瘍（EBV＋ mucocutaneous ulcer），血管内大細胞型 B 細胞リンパ腫（intravascular large B-cell lymphoma）が知られている．これらのうち，びまん性大細胞型 B 細胞リンパ腫（diffuse large B-cell

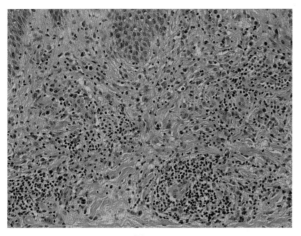

図 13.
真皮内に大型な異型細胞がみられる.

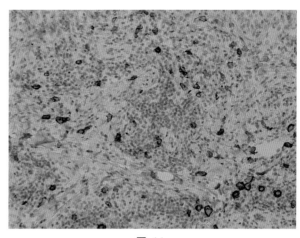

図 14.
腫瘍性は CD30 に陽性である.

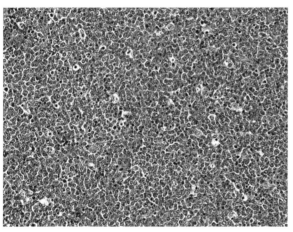

図 15.
大型異型細胞がびまん性に増殖する.

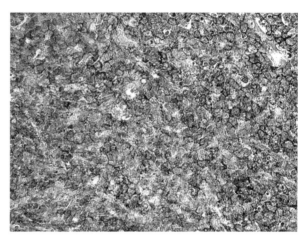

図 16.
腫瘍は CD20 陽性細胞である.

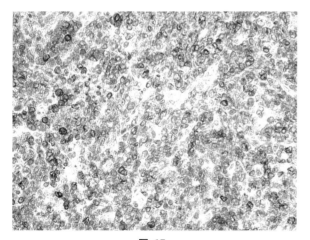

図 17.
腫瘍は Bcl-2 に強陽性を示す.

lymphoma：DLBCL）は原発性皮膚 B 細胞リンパ腫のなかで，予後不良と位置づけられている．腫瘍細胞は大型でびまん性に増殖するのが特徴である．臨床的に，高齢者の下肢に好発し，単発ないしは多発性の結節や腫瘤を形成することが多いが，下肢以外にも生じることもある．皮膚病理組織学的に大型な異型細胞がびまん性に増殖し，核分裂像が目立つのが特徴である（**図 15**）．免疫組織染色では，CD20 や CD79a に陽性を示す（**図 16**）．原発性皮膚濾胞中心リンパ腫と異なる点は，DLBCL は Bcl-2 に陽性を示す点である（**図 17**）．

2．血管内大細胞型 B 細胞リンパ腫（Intravascular large B-cell lymphoma）

血管内大細胞型 B 細胞リンパ腫は臨床的に単発あるいは多発性に紅斑，結節ないしは皮下結節が

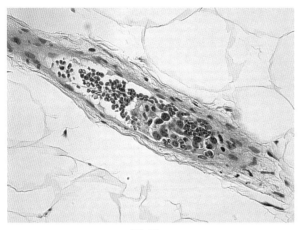

図 18.
血管内に大型の異型リンパ球がみられる.

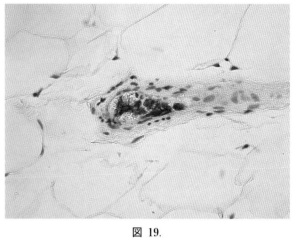

図 19.
腫瘍は CD20 陽性である.

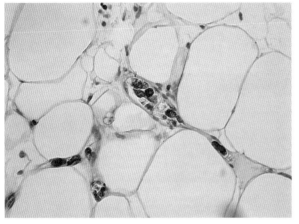

図 20.
腫瘍のほとんどは Bcl-2 を発現している.

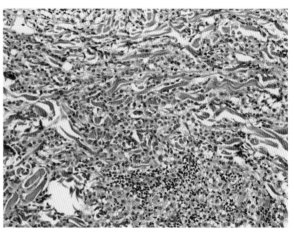

図 21. 類円形の大型な腫瘍細胞

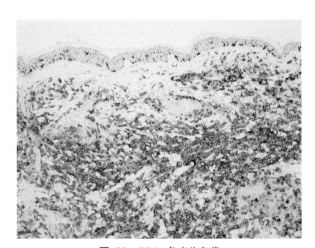

図 22. CD1a 免疫染色像

みられる. 臨床像から血管内大細胞型 B 細胞リンパ腫の診断をするのは困難であり, ランダム生検を行い, 免疫組織学的に検討する. ランダム生検の際には, 血管腫を含めるようにすると, 血管内に大型の異型リンパ球がみられることがある(**図18**). 免疫組織化学的に CD20 や CD79a が陽性であり, ほとんどが Bcl-2 陽性である(**図19, 20**). 早期診断が重要であるが, 中枢神経症状などを呈し, 予後不良である.

その他のリンパ腫

1. ランゲルハンス細胞組織球症(Langerhans cell histiocytosis:LCH)

ランゲルハンス細胞組織球症は Langerhans 細胞が腫瘍化したものであり, 全身に生じ得る. 主

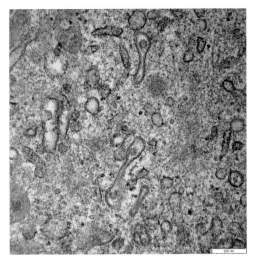

図 23.
Birbeck 顆粒の電子顕微鏡像

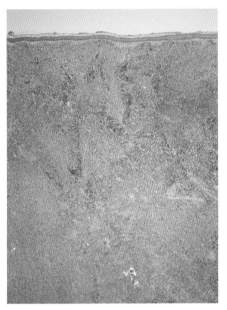

図 24.
真皮全層にわたり稠密な細胞浸潤
を認める.

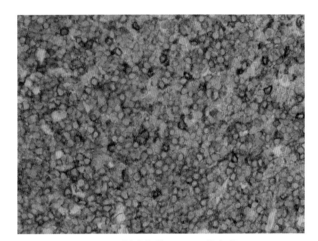

図 25. 腫瘍細胞の CD4 染色像

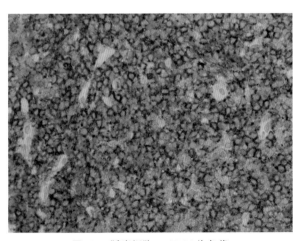

図 26. 腫瘍細胞の CD56 染色像

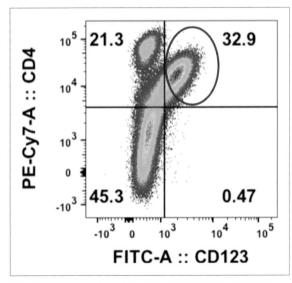

図 27. フローサイトメトリにて腫瘍細胞は CD123 を高
発現していた. 赤丸は CD4⁺CD123⁺細胞を示す.
（文献 11 より引用，改変）

に小児に生じ，成人は稀である．臨床的に多発する丘疹や脂漏性皮膚炎様の紅斑，鱗屑が特徴であるが，臨床は多彩である．病理組織学的に真皮全層に類円形の大型な腫瘍細胞が浸潤する(図21)．リンパ球，好酸球，形質細胞，巨細胞も認められる．腫瘍細胞は，免疫染色にて，CD1a や S-100蛋白に陽性である(図22)．電子顕微鏡にて，腫瘍細胞内に Birbeck 顆粒を認める(図23)．

2．芽球性形質細胞様樹状細胞腫瘍(blastic plasmacytoid dendritic cell neoplasm：BPDCN)

芽球性形質細胞様樹状細胞腫瘍は末梢血中の形質細胞様樹状細胞由来の腫瘍と考えられている非常に稀な腫瘍である．元来，blastic NK cell lymphoma と呼ばれていたが，BPDCN 自体，CD4⁺CD56⁺CD123⁺であり，NK 細胞とは無関係である[11]．臨床的に皮膚症状は必発であり，紅褐色調の局面や結節が単発ないしは多発する．リンパ節や骨髄にも浸潤するため，全身精査は必須である．病理組織学的に大型な異型細胞が真皮内から脂肪組織にかけて稠密に浸潤する(図24)．これらの細胞は，CD4 と CD56 に陽性を示し，かつ，腫瘍細胞は CD123 を発現している(図25〜27)．

文　献

1）Swerdlow SH, et al(eds)：WHO Classification of Tumours of Haematopoietic and Lym-phoid Tissues, 4ᵗʰ Ed, Lyon, IARC Press, 2008.

2）Swerdlow SH, et al(eds)：WHO Classification of Tumours of Haematopoietic and Lym-phoid Tissues, revised 4ᵗʰ Ed, Lyon, IARC Press, 2017.

3）Elder DE, et al：WHO Classification of Skin Tumours, 4ᵗʰ Ed, Lyon, IARC Press, 2018.

4）Willemze R, et al：WHO-EORTC classification for cutaneous lymphomas. *Blood*, **105**(10)：3768-3785, 2005.

5）Shimauchi T, et al：Leukaemic cutaneous T-cell lymphoma-manifesting papuloerythroderma with CD3(−)CD4(＋)phenotype. *Acta Derm Venereol*, **90**(1)：68-72, 2010.

6）Sawada Y, et al：Type of skin eruption is an independent prognostic indicator for adult T-cell leukemia/lymphoma. *Blood*, **117**：3961-3967, 2011.

7）Sugita K, et al：A Japanese case of typical epstein-barr virus non-associated subcutaneous panniculitis-like T-cell lymphoma. *J Dermatol*, **31**：253-254, 2004.

8）Wakumoto K, et al：Subcutaneous Panniculitis-like T-Cell Lymphoma Without Erythema and Subcutaneous Tumors. *Yonago Acta Med*, **64**：126-128, 2020.

9）Tokura Y, et al：Primary cutaneous anaplastic large cell lymphoma with fatal leukemic outcome in association with CLA and CCR4-negative conversion. *J Am Acad Dermatol*, **57**(5 Suppl)：S92-S96, 2007.

10）Carter JB, et al(eds)：Atlas od Cutaneous Lymphomas. Springer, 2015.

11）Sugita K, et al：Novel Ultrastructural Findings of Blastic Plasmacytoid Dendritic Cell Neoplasm. *Indian J Dermatol*, **66**：195-196, 2021.

Monthly Book
デルマ
Derma.
No.336
2023.7

知っておくべき 皮膚科 キードラッグの ピットフォール

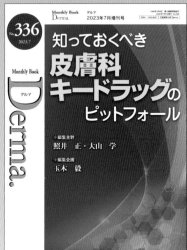

MB　Derma.No.336　2023 年 7 月増刊号
編集企画：玉木　毅（国立国際医療研究センター病院診療科長）
定価 6,490 円（本体 5,900 円＋税）　B5 判・258 ページ

皮膚科でよく使われる薬の利点とともに
使用時に陥りやすいピットフォールについて、
経験豊富な執筆陣が詳しく解説しました。

CONTENTS

全日本病院出版会
〒113-0033　東京都文京区本郷 3-16-4　Tel：03-5689-5989
www.zenniti.com
Fax：03-5689-8030

MB Derma, 343：83-90, 2024.

◆特集／基礎から学ぶ！皮膚腫瘍病理診断

脈管性腫瘍

神人正寿*

Key words：乳児血管腫(infantile hemangioma)，血管内皮細胞腫(hemangio endo thelioma)，カポジ肉腫(Kaposi's sarcoma)，脈管肉腫(angiosarcoma)

Abstract 近年，多種多様な脈管病変は 1996 年に提唱された ISSVA 分類に基づいて脈管異常と総称されるようになっている．脈管性腫瘍と脈管奇形に分類されるが，本稿では前者について，特徴的な臨床像や病因に加え，病理組織学的特徴についての最新の知見をまとめて概説する．良性型，局所浸潤・境界型，悪性型に分類されるが，共通して血管内皮細胞の腫瘍性増殖がみられる．臨床像と病理組織学的所見それぞれ単独では診断が難しい場合もあるが，両者を組み合わせて診断する必要がある．

脈管性腫瘍の定義

近年，多種多様な脈管病変は1996年に提唱された The International Society for the Study of Vascular Anomalies(ISSVA)分類に基づいて脈管異常(vascular anomalies)と総称されるようになっている[1]．この分類では，脈管異常は内皮細胞の増殖性変化を主体とする「脈管性腫瘍(vascular tumors)」と，内皮細胞の増殖に乏しく局所の脈管の構造異常を本態とする「脈管奇形(vascular malformations)」の2つに大別される．前者はさらに良性型(乳児血管腫・先天性血管腫・房状細胞腫など)，局所浸潤・境界型(血管内皮細胞腫やカポジ肉腫など)，そして悪性型(脈管肉腫や類上皮型血管内皮細胞腫など)の3型に分類されている(**表1**)．一方，脈管奇形は，単純型・混合型・主幹型，そして関連症候群型に分類され，さらに単純型は異常をきたした脈管の種類によって毛細血管奇形，リンパ管奇形，静脈奇形，そして動静脈奇形などに細分される．

WHO 分類においても軟部腫瘍のなかに脈管性腫瘍のカテゴリが存在する．やはり良性，中間，悪性の3型に細分され，例えば悪性型はISSVA分類と同じく脈管肉腫や類上皮型血管内皮細胞腫を含んでいる．一方，良性型には venous hemangioma や lymphangioma などが含まれているが，これらは病理組織学的には血管あるいはリンパ管の異常拡張が主体で，細胞成分が増殖する狭義の腫瘍とは性格を異にする．そのため，本稿ではISSVA分類に準拠し，脈管性腫瘍について，特徴的な臨床像や病因に加え，病理組織学的特徴についての最新の知見をまとめて概説する．

良性型(Benign)

1．乳児血管腫

a）臨床像

表在型・深在型およびそれらの混合型のような，多彩な臨床像を呈する．表在型は紅色で細かな凹凸を伴いちょうどイチゴのような性状を呈するが，深在型は皮表の変化には乏しい常色〜暗青色の皮下腫瘍である(**図1**)．

いずれも出生時には存在しない，または小さな前駆病変のみ存在するが生後1か月までには病変が顕在化する．増殖期(〜1歳まで)には病変が増大するが，その後病変が徐々に縮小し(退縮期，〜5

* Masatoshi JINNIN, 〒641-0012 和歌山市紀三井寺811-1 和歌山県立医科大学皮膚科学講座，教授

表 1. Vascular tumors(脈管性腫瘍)

Benign vascular tumors(良性型)
Infantile hemangioma/Hemangioma of infancy(乳児血管腫, いちご状血管腫) Congenital hemangioma(先天性血管腫) Rapidly involuting(RICH, 急速退縮型) Non-involuting(NICH, 非退縮型) Partially involuting(PICH, 部分退縮型) Tufted angioma(房状細胞腫) Spindle-cell hemangioma(紡錘型細胞血管腫) Epithelioid hemangioma(類上皮型血管腫) Pyogenic granuloma(毛細血管拡張性肉芽腫)
＜その他＞ Hobnail hemangioma Microvenular hemangioma Anastomosing hemangioma Glomeruloid hemangioma Papillary hemangioma Intravascular papillary endothelial hyperplasia Cutaneous epithelioid angiomatous nodule Acquired elastotic hemangioma Littoral cell hemangioma of the spleen
＜関連病変＞ Eccrine angiomatous hamartoma Reactive angioendotheliomatosis Bacillary angiomatosis
Locally aggressive or borderline vascular tumors(局所浸潤・境界型)
Kaposiform hemangioendothelioma(カポジ肉腫様血管内皮細胞腫) Retiform hemangioendothelioma(網状血管内皮細胞腫) Papillary intralymphatic angioendothelioma(乳頭状リンパ管内血管内皮細胞腫, Dabska 腫瘍) Composite hemangioendothelioma(複合型血管内皮細胞腫) Pseudomyogenic hemangioendothelioma(偽筋原性血管内皮細胞腫) Polymorphous hemangioendothelioma(多形血管内皮細胞腫) Hemangioendothelioma not otherwise specified Kaposi sarcoma(カポジ肉腫)
＜その他＞
Malignant vascular tumors(悪性型)
Angiosarcoma(脈管肉腫) Epithelioid hemangioendothelioma(類上皮型血管内皮細胞腫)
＜その他＞

歳頃),そして消失期(5歳以降)に退縮傾向がほぼ完了するが,大きな病変ではたるみや瘢痕を残す[2].

b)病理組織学的所見

まず増殖期では真皮～皮下にかけて腫瘍細胞の集塊とともに細かい脈管構造が密に増生する.その後,内皮細胞と周皮細胞により構成される大小様々な脈管構造の存在が前面にでてくる(**図1, 2**).そ

して退縮期に入ると次第に血管構造の密度が減少するとともに拡張し,肥厚した基底膜が目立つようになる.最終的に,消失期に残存した病変には結合組織と脂肪組織が混在してみられる(いわゆる fibrofatty tissue).

腫瘍細胞は全病期にわたり血管内皮細胞のマーカーである CD31 が陽性で,かつグルコーストラ

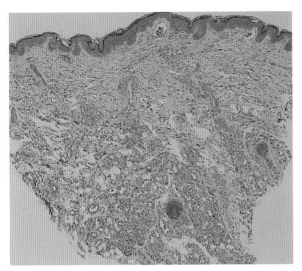

図 1. 増殖期乳児血管腫の病理組織像
弱拡大像. 真皮～皮下組織に脈管構造の密な増生が
みられる.

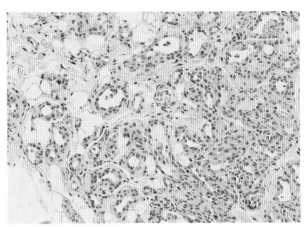

図 2. 増殖期乳児血管腫の病理組織像
強拡大像. 内部に赤血球を容れる大小様々な脈管構造

ンスポーターの一種である glucose transporter
protein-1(GLUT-1)が陽性となる. 後者は特に本
疾患に特異性が高く診断的価値が高い細胞マー
カーとして用いられているが, 血管肉腫や被角血
管腫, verrucous hemangioma などのほかの脈管
異常でもときに陽性となり得る[3].

2. 先天性血管腫

出生時に既に病変の大きさがピークを迎えてお
り, その後の増大傾向を欠く比較的稀な脈管性腫
瘍である.

自然消退の有無により, 従来 rapidly involuting
congenital hemangiomas(RICH)と non-involut-
ing congenital hemangiomas(NICH)の 2 型に分
類されていたが, さらに両者の中間型である par-
tially involuting congenital hemangiomas(PICH)
という概念も提唱されている. GNAQ や GNA11
遺伝子との関連が示唆されている[4].

a) 臨床像

単発の局面もしくは腫瘤を呈することが多い.
RICH は典型的には表面紫紅色の腫瘤で, 皮表に
毛細血管拡張を伴い, ときに中央部が潰瘍化す
る. 生後数日から数週間で消退が始まるが, 消退
後に皮膚萎縮が残存し得る.

NICH は RICH に比べて隆起に乏しく, 萎縮調
で辺縁が蒼白な被覆表皮を有するとされる[2].

b) 病理組織学的所見

RICH と NICH は両者とも真皮から脂肪組織に
かけての内皮細胞の増殖, 房状の小血管の増生,
そして拡張した血管の混在を特徴とする. 後者の
ほうが比較的小葉構造や流入血管が大きい傾向が
ある[5]. 腫瘍細胞の GLUT-1 染色は陰性である.

3. Tufted angioma(房状血管腫)

血管芽細胞腫(angioblastoma of Nakagawa, 中
川)と基本的に同義である. 近年, GNA14 遺伝子
などとの関連が示唆されている[2].

a) 臨床像

四肢や体幹の小さな赤色斑, 丘疹, 結節から始
まり, 次第に増大し典型的には集簇性の浸潤局面
を形成する. 局所の圧痛や多汗, 熱感, 多毛など
を伴うことがある. 乳幼児期までに発症した小型
の病変は自然消退しやすい[6]. 一方で Kasabach-
Merritt 現象を合併し, 生命予後に関わることが
ある.

b) 病理組織学的所見

Cannonball pattern と呼ばれる境界明瞭な塊状
の分葉状構造と, その辺縁のやや大型で裂隙様に
拡張した脈管構造の存在を特徴とする(図3, 4). ま
た, リンパ管内皮マーカーである D2-40 染色で腫瘍
塊外の拡張した脈管のみが陽性を示すとされる[2].

乳児血管腫は出生時には目立たず生後 1 か月あ

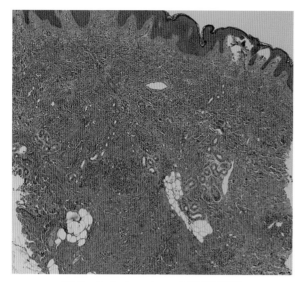

図 3. Tufted angioma の病理組織像
弱拡大像. 真皮に cannonball pattern 構造が
みられる.

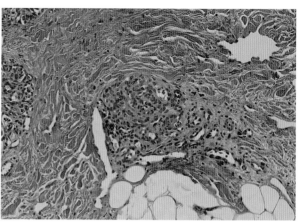

図 4. Tufted angioma の病理組織像
強拡大像. 胞巣辺縁にやや大型で裂隙様に拡張し
た脈管構造がみられる.

たりまでに病変が明瞭となることが臨床的な鑑別
のポイントである. また, 病理組織学的には両者
とも腫瘍細胞は CD31 陽性だが, 乳児血管腫では
GLUT-1 陽性となる点が異なる.

4. spindle-cell hemangioma

元来, low grade malignancy と考えられ紡錘型
細胞血管内皮細胞腫と称されてきたが, 現在は良
性病変と考えられるようになり, 紡錘型細胞血管
腫という病名が一般的となった.

a) 臨床像

四肢末端の単発あるいは多発する結節・腫瘤で
ある.

b) 病理組織学的所見

血管内腔の乳頭状増殖を起こしている部分と紡
錘形細胞が充実性に増殖している部分が存在す
る. また, 細胞質の空胞化が特徴である.

5. epithelioid hemangioma

従来のいわゆる angiolymphoid hyperplasia
with eosinophilia の新称である. ZFP36-FosB な
どの融合遺伝子が検出されることがある.

a) 臨床像

主に頭頸部や耳介周囲に好発する. 単発あるい
は多発する, 数 cm 大までの, 黄色の結節性病変
である[7].

b) 病理組織学的所見

真皮から皮下に, 血管内皮細胞が類上皮細胞様
に腫大して内腔に突出する異常血管の増生がみら
れる. また, 好酸球やリンパ球の浸潤を伴うこと
が多い.

6. eccrine angiomatous hamartoma

真皮内エクリン汗腺と血管の増生を主体とする
比較的稀な過誤腫で, sudoriparous angioma や
eccrine nevus と同義と考えられている.

a) 臨床像

下肢に好発する単発性の結節あるいは腫瘤で,
圧痛, 多汗, 多毛を伴うことがある.

b) 病理組織学的所見

エクリン汗腺とその周囲の血管の増生を特徴と
する(図5, 6). 膠原線維, 毛包, 脂肪組織, ある
いはリンパ管の増生を伴うこともある.

7. その他

毛細血管拡張性肉芽腫, hobnail hemangioma,
reactive angioendotheliomatosis など様々な病変
がこのカテゴリーに含まれる.

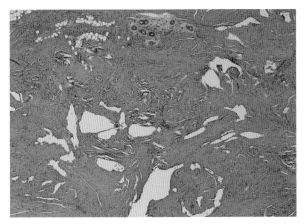

図 5．Eccrine angiomatous hamartoma の病理組織像
弱拡大像．汗腺組織，血管組織，膠原線維の混在がみ
られる．汗腺周囲には浮腫状変化がみられる．

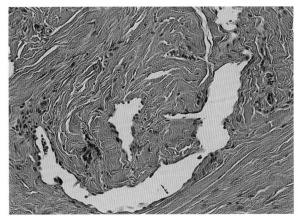

図 6．Eccrine angiomatous hamartoma の病理組織像
強拡大像．増生血管は毛細血管が主体で，種々の程度
に拡張している．

局所浸潤・境界型
（Locally aggressive or borderline）

1．カポジ肉腫様血管内皮細胞腫

カポジ様幼児血管内皮腫やカポジ血管内皮腫などと同義である．胎児期の外傷や *GNA14* 遺伝子変異などとの関連が示唆されている[2)8)]．なお，血管内皮細胞腫（hemangioendothelioma）という呼称は良性を意味する血管腫という病名と悪性を意味する血管肉腫の中間の性質を持ったものというニュアンスを有する．一方で，tufted angioma と臨床的・病理組織学的に類似し，近年はオーバーラップする疾患概念とも考えられている．

a）臨床像

浸潤を伴う紫斑，結節，腫瘤など多彩な臨床像を呈する．ときに疼痛を伴う．遠隔転移は報告されていないものの，Kasabach-Merritt 現象の合併や局所増大による機能障害・臓器障害は致死的となり得る．

b）病理組織学的所見

紡錘形〜類円形の血管内皮細胞・周皮細胞の増殖と小血管の分葉状の密な増生を特徴とする．後述のカポジ肉腫のような裂隙・スリット状の血管腔を有し腫瘍細胞がびまん性に増殖する領域もみられる．一方，通常核異型や分裂像はみられない．

腫瘍細胞は CD31 や CD34 が陽性であるが，結節辺縁部においては D2-40 が陽性となることが

診断に有用で tufted angioma との鑑別点である．さらに腫瘍細胞が GLUT-1 が陰性となることで乳児血管腫と鑑別可能である．

2．カポジ肉腫

ヒトヘルペスウイルス 8 型（HHV-8）の感染が原因となる．古典型，医原型，AIDS 関連型，アフリカ型などに分類される．

a）臨床像

主に中高年男性の四肢に多発する．古典型には好発地域や民族が存在し，足底から下腿に紅斑，紫斑，結節を生じる．進行は緩徐だが，浮腫や疼痛が問題になることがある．内臓病変は稀である．

一方，AIDS 関連型では早期から皮膚病変が多発し，また消化管や肺など内臓病変をきたしやすい．

b）病理組織学的所見

真皮に不規則な血管と紡錘形の腫瘍細胞が増殖する（図 7）．新生した異常な血管内に，既存の細静脈が突き出てあたかも岬のようにみえる promontory sign は，本症の発症早期の特徴とされているが，後述の脈管肉腫などほかの病変でもみられることがある（図 8）[9)]．

進行すると腫瘍細胞間に赤血球を含んだ狭い裂隙が多数出現するようになる．腫瘍細胞の核異型や分裂像もみられる．

腫瘍細胞は CD31 や CD34，D2-40 陽性となる．また，免疫染色や PCR 法での HHV-8 の検出が，ほかの病変との鑑別の際に重要となる．

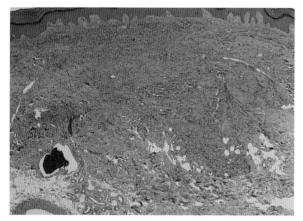

図 7．カポジ肉腫の病理組織像
弱拡大像．真皮に不規則な血管と紡錘形の腫瘍細胞が増殖している．

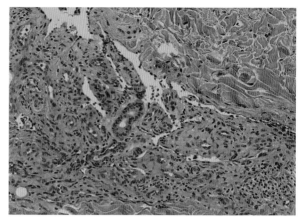

図 8．カポジ肉腫の病理組織像
強拡大像．拡張した血管の内皮細胞は腫大している．Promontory sign を認める．

3．その他

Retiform hemangioendotheioma や pseudomyogenic hemangioendothelioma などほかの血管内皮細胞腫が含まれる．

悪性型（Malignant）

1．脈管肉腫

血管あるいはリンパ管の内皮細胞に由来する悪性腫瘍であり，前者を血管肉腫（hemangiosarcoma），後者をリンパ管肉腫（lymphangiosarcoma），そして両者を総称して脈管肉腫（angiosarcoma）とする定義が存在するが，血管肉腫と脈管肉腫を同義とすることも多い．

a）臨床像

①顔面・頭部に出現するもの，②慢性リンパ浮腫に続発するいわゆる Stewart-Treves 症候群，あるいは③放射線照射後や外傷・潰瘍に生じるものの 3 型に分類されるが，高齢者の頭頸部に出現することが最も多い．

いずれの病型も発症初期は浸潤や隆起に乏しい境界不明瞭な紅斑や紫斑を呈する[10]．進行すると局面や結節を形成し，出血，痂皮，そして潰瘍を混じるようになる．また，比較的早期からリンパ行性および血行性に転移をきたし一般に予後不良である．

b）病理組織学的所見

各病型に共通する特徴として，不規則に拡張・吻合する血管腔の増生と異型・多形な内皮細胞の増殖が挙げられる[10]．しかし，分化や異型性の程度は様々で，1 つの病変のなかでも異なる所見が混在し得る．

管腔形成に乏しい低分化型では大型で多型性に富む紡錘形細胞あるいは上皮様の腫瘍細胞が結節状～びまん性，あるいはシート状に増殖する（図9）．悪性リンパ腫，悪性黒色腫やほかの低分化癌・肉腫などとの鑑別が必要となる．一方，高分化を示す病変では，一層の血管内皮で裏打ちされる拡張した脈管の増生が主体で，良性の血管病変や反応性病変，さらには正常組織との鑑別が困難な場合もあるが，赤血球の血管外漏出や内皮細胞の核の濃染・重層化・分裂像，膠原線維間での裂隙様の脈管増生を参考に判断する必要がある（図10）．さらには大型の内皮細胞の核が内腔に突出，あるいは膨化した細胞自体が内腔に岬状に突出し promontory sign として認められることもある．

診断に役立つ腫瘍細胞のマーカーとして，血管内皮細胞マーカーである CD31，CD34，UEA-1，EN-4，Factor Ⅷ，PAL-E，VEGF，そして ERG，Fli1 などが使用される．CD34 は分化度の低下により発現が失われるため，陽性率は CD31 よりも低い[11]．またリンパ管内皮マーカーの D2-40，Prox-1 や VEGFR-3 も陽性となることがある．これらはもちろん腫瘍特異的なマーカーではないため，腫瘍細胞だけではなく正常内皮細胞や血球系

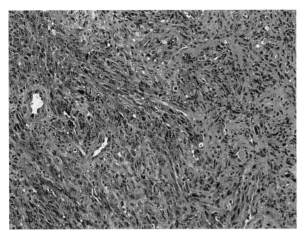

図 9. 脈管肉腫 低分化型の病理組織像
大型で多型性に富む紡錘形細胞あるいは上皮様の腫瘍
細胞が結節状に増殖している. 分裂像も散見される.

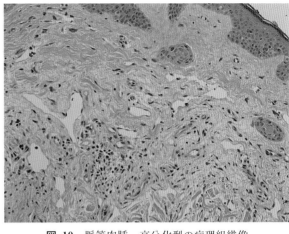

図 10. 脈管肉腫 高分化型の病理組織像
一層の血管内皮で裏打ちされる拡張した脈管の増生が
みられる. 内皮細胞の核の濃染や赤血球の血管外漏出
を伴っている.

細胞も染色される. しかし特に高分化な病変で
は, 腫瘍細胞が血管内皮細胞マーカーとリンパ管
内皮細胞マーカーで共染されることがあり鑑別の
一助となる.

その他, リンパ浮腫や胸部の放射線照射に関連
する症例では癌遺伝子として知られる c-myc の
異常増幅がみられ, 放射線照射後の atypical vas-
cular lesion との鑑別に役立つ[12].

なお, 皮膚生検が血管増殖因子などサイトカイ
ンの誘導を通じて局所の病勢を悪化させる可能性
があるとの意見もあるため, 生検後はすみやかに
治療を開始する.

2. 類上皮型血管内皮細胞腫(epithelioid hemangioendothelioma)

主に皮下組織の血管に由来する. *WWTR1-CAMTA1* 融合遺伝子が causing mutation と考え
られている. Epithelioid angiosarcoma と区別す
る必要がある.

a) 臨床像

皮下結節や腫瘤として出現することが多く, 疼
痛を伴うことがある.

b) 病理組織学的所見

腫瘍細胞は類円形かつ好酸性で, 真皮あるいは
皮下で, 索状あるいは小胞巣状に増殖する. 細胞
質内に管腔を形成する. 間質は硝子様または粘液
様である. 腫瘍細胞は CD31 あるいは von wille-
brand 因子が陽性となる.

引 用

1) ISSVA classification.
   https://www.issva.org/classification
2) 「難治性血管腫・脈管奇形・血管奇形・リンパ管
   腫・リンパ管腫症および関連疾患についての調査
   研究」班. 血管腫・脈管奇形・血管奇形・リンパ
   管奇形・リンパ管腫症 診療ガイドライン 2022.
   https://issvaa.jp/wp/wp-content/uploads/
   2023/03/80d9663d18f8cc93de83f4971e260d1c.pdf
3) van Vugt LJ, et al：The utility of GLUT1 as a
   diagnostic marker in cutaneous vascular anoma-
   lies：A review of literature and recommenda-
   tions for daily practice. *Pathol Res Pract*, **213**：
   591-597, 2017.
4) Ayturk UM, et al：Somatic Activating Mutations
   in GNAQ and GNA11 Are Associated with Con-
   genital Hemangioma. *Am J Hum Genet*, **98**：
   1271, 2016.
5) Gorincour G, et al：Imaging characteristics of
   two subtypes of congenital hemangiomas：rap-
   idly involuting congenital hemangiomas and
   non-involuting congenital hemangiomas. *Pediatr
   Dermatol*, **35**：1178-1185, 2005.
6) Browning J, et al：Congenital, self-regressing
   tufted angioma. *Arch Dermatol*, **142**：749-751,
   2006.
7) 永瀬浩太郎：*Epitheloid hemangioma*（*Angiolym-*

phoid hyperplasia with eosinophilia）（類上皮型血管腫）．pp. 89-90，南江堂，東京，2018.

8）Lim YH, et al：GNA14 somatic mutation causes congenital and sporadic vascular tumors by MAPK activation. *Am J Hum Genet*, **99**：443-450, 2016.

9）山元　修：*promontory sign*．皮膚病理のサインとパターン．pp. 150-152，秀潤社，東京，2016.

10）藤澤康弘ほか：皮膚悪性腫瘍診療ガイドライン第3版　皮膚血管肉腫診療ガイドライン 2021．日皮会誌，**131**：245-277，2021.

11）Donghi D, et al：Cutaneous angiosarcoma：own experience over 13 years. Clinical features, disease course and immunohistochemical profile. *J Eur Acad Dermatol Venereol*, **24**：1230-1234, 2010.

12）Fraga-Guedes C, et al：Angiosarcoma and atypical vascular lesions of the breast：diagnostic and prognostic role of MYC gene amplification and protein expression. *Breast Cancer Res Treat*, **151**：131-140, 2015.

MB Derma, **343** : 91-98, 2024.

◆特集／基礎から学ぶ！皮膚腫瘍病理診断

良性間葉系腫瘍

吉田雄一* 森 裕美**

Key words：間葉系腫瘍（mesenchymal tumor），良性（benign），病理組織学（histopathology），診断（diagnosis）

Abstract 日常診療で皮膚科医が比較的よく遭遇する良性間葉系腫瘍について解説する．真皮（皮膚の結合組織），皮下脂肪組織，筋，骨，末梢神経に生じる腫瘍のうち，代表的なものを取り上げるが，それぞれ由来となる正常組織の特徴（正常組織との類似性やその腫瘍の分化方向）をきちんと理解しておくことが診断を行ううえで極めて重要である．間葉系腫瘍では，良悪性あるいは鑑別診断のため，免疫組織化学染色が必要となる場合もあるが，本稿では主に HE 染色による病理組織学的所見について述べる．

はじめに

本稿では代表的な良性間葉系腫瘍について取り上げる．内容として線維性腫瘍（軟性線維腫，皮膚線維腫，血管線維腫，末端線維角皮腫，弾性線維腫，線維腫症，硬化性線維腫，孤立性線維腫瘍），平滑筋系腫瘍（平滑筋腫），周皮細胞性腫瘍（筋周皮腫，グロムス腫瘍），末梢神経系腫瘍（神経腫，神経線維腫，神経鞘腫），脂肪組織系腫瘍，骨腫瘍などに分けて臨床・病理組織学的な基礎的事項について述べる．

なお，「脈管系腫瘍」（前稿：p. 83 参照）については，本稿では割愛させていただく．

線維性腫瘍

1．軟性線維腫（soft fibroma）

成人（中高年）の頸部，腋窩，鼠径部などに好発する軟らかい結節である（小型のものはいわゆるアクロコルドン）．大きさは数 mm〜数 cm 大で通常多発することが多い．常色有茎性の腫瘍であ

* Yuichi YOSHIDA, 〒683-8503 米子市西町86
鳥取大学医学部感覚運動医学講座皮膚科学分野，教授
** Hiromi MORI，同，助教

り，増大すると懸垂性となる．間擦部に好発するため，擦過により表面に二次的な変化をきたすことがある．病理組織学的にはこれらの臨床像を反映した所見を呈する．

まず，弱拡大像で上記のポリープ状の病変を確認できれば比較的容易に診断できる（**図 1-a**）．強拡大像では，表皮はやや肥厚し，軽度の乳頭腫状増殖がみられることが多い（**図 1-b**）．ときに角質嚢腫を認め，脂漏性角化症との鑑別を要する場合がある．真皮の膠原線維は疎となり，毛細血管や脂肪細胞もしばしばみられる．また，病変内には種々の程度に脂肪細胞がみられる．

2．皮膚線維腫（dermatofibroma）

良性線維性組織球腫とも呼ばれる．青壮年の四肢に好発する褐色のドーム状に隆起する硬い皮内結節である．大きさは 5 mm〜数 cm 程度でときに多発する．これらの臨床所見から病理組織学的には表皮・真皮境界部でのメラニン色素や膠原線維の増加が予想できる．

弱拡大像では主に真皮網状層に結節状の病変がみられる（**図 2-a**）．結節の境界はやや不明瞭であり，下端は脂肪組織まで索状に伸展する場合がある．表皮と真皮内の病変の間には正常の膠原線維帯（grenz zone）を認める．腫瘍の被覆表皮は通常

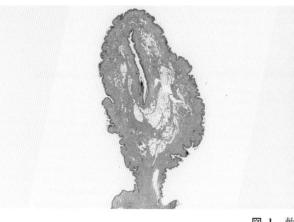
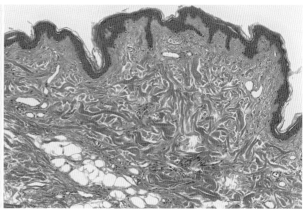

図 1. 軟性線維腫　　　　　　　　　　　　　　　　　　a｜b
　a：ポリープ状を呈する腫瘍
　b：表皮はやや肥厚し，軽度の乳頭腫状増殖がみられる．真皮の
　　　膠原線維は比較的疎であり，毛細血管や脂肪細胞もみられる．

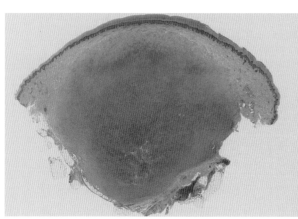
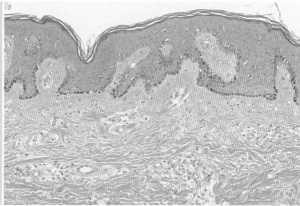

a｜b
――
　｜c

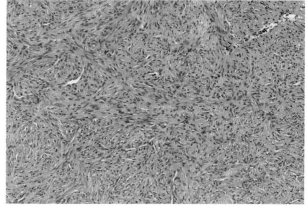

図 2.
皮膚線維腫
　a：真皮から皮下にかけて境界がやや不明瞭な結節
　　　状の病変がみられる．
　b：表皮突起の延長と基底層にメラニン顆粒の増加
　　　がみられる．
　c：強拡大像では，紡錘形の核を持つ線維芽細胞の
　　　増殖と組織球の浸潤がみられる．

肥厚し，表皮突起の延長と基底層にメラニン顆粒の増加がみられる（**図 2-b**）．強拡大像では，紡錘形の核を持つ線維芽細胞の増殖と組織球の浸潤がみられる（**図 2-c**）．出血やヘモジデリンの沈着が目立つ場合には aneurysmal benign fibrous histiocytoma と呼ばれる[1]．泡沫細胞や多核巨細胞，稀に monster cell と呼ばれる大型の異型細胞が認められることがある（atypical benign fibrous histiocytoma）．

　隆起性皮膚線維肉腫との鑑別が必要になる場合があるが，詳細については次稿「悪性間葉系腫瘍」（p. 99）を参照されたい．

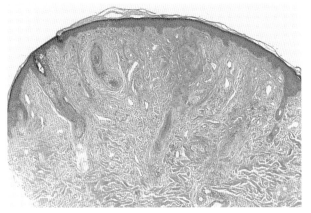

図 3. 血管線維腫
真皮に膠原線維の増加と拡張した小血管の増加が
みられる.

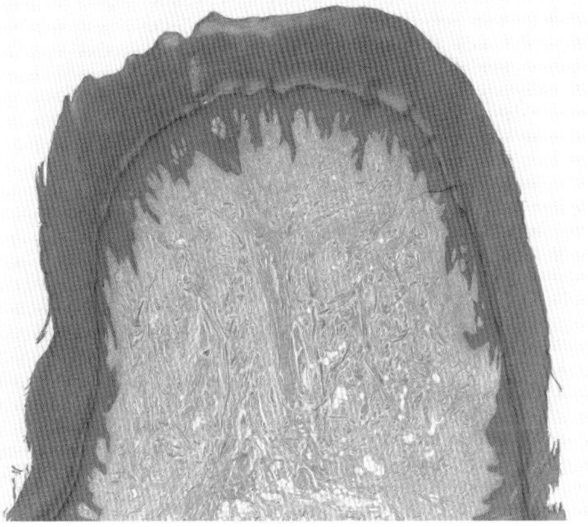

図 4. 末端線維角皮腫
被覆表皮には著明な過角化と肥厚を認める. 真皮
では垂直方向に走る厚い膠原線維束と小血管の増
加がみられる.

3. 血管線維腫（angiofibroma）

常色〜淡紅色の数 mm 大の半球状に隆起する小
結節である. 結節性硬化症では顔面（頬部, 特に鼻
唇溝周囲）に対称性に多発してみられる[2]. 痤瘡と
は異なり, 毛包とは無関係に生じる.

病理組織学的には, 真皮に膠原線維の増加と拡
張した小血管の増加がみられる（図 3）. ときにグ
リア様の星状形の線維芽細胞や巨細胞がみられる.

4. 末端線維角皮腫（digital fibrokeratoma）

主に指趾に生じる円筒形ないしはドーム状の常
色の硬い小結節であり, 突起物のような臨床像を
呈する. 稀に手掌や足底, あるいは爪下に生じる
こともある[3].

病理組織学的には, 腫瘍の被覆表皮には著明な
過角化と肥厚を認め, 表皮突起の延長がみられ
る. 真皮では膠原線維の増加に伴い, 垂直方向に
走る厚い膠原線維束と小血管の増加がみられる
（図 4）.

5. 弾性線維腫（elastofibroma）

背部（肩甲下部）に好発する境界不明瞭な皮下結
節である.

病理組織学的には, 膠原線維の増加と変性した
好酸性の弾力線維を数珠状に認める.

6. 線維腫症（fibromatosis）

手掌や足底に生じる皮下結節である. 糖尿病患
者に合併しやすいことが知られている.

腱膜に生じた深在性の病変であり, 病理組織学

的には, 腱膜と連続する線維芽細胞の増殖と硝子
化した膠原線維が特徴である（図 5）.

7. 硬化性線維腫（sclerotic fibroma）

表面平滑で常色の数 cm 大の硬いドーム状結節
である. 好発部位はない. Cowden 病では多発す
ることが多い.

病理組織学的には, 比較的境界明瞭な腫瘍内に
細胞成分に乏しく, 硬化した膠原線維が密に車軸
状あるいは同心円状に配列する（plywood-like
pattern）のが特徴的である（図 6）. その発症には
血管周囲の筋線維芽細胞が関与しているのではな
いかという意見もある[4].

8. 孤立性線維腫瘍（solitary fibrous tumor）

皮下に生じる比較的稀な境界明瞭な軟らかい腫
瘍である.

病理組織学的には, 弱拡大像では血管周皮腫様
配列, いわゆる鹿の角様の管腔構造（staghorn
pattern）がみられる（図 7-a）. 強拡大像では短紡
錘形の線維芽細胞様細胞が特定の配列を示さずに
増殖し（patternless pattern）, ロープ状の膠原線
維の増加を認める（図 7-b）[5].

平滑筋系腫瘍

1. 平滑筋腫（leiomyoma）

皮膚の平滑筋腫には立毛筋, 血管平滑筋あるい
は外陰部や乳輪周囲の平滑筋に由来するものがあ
る. 平滑筋腫は自発痛, 圧痛を伴うのが特徴であ

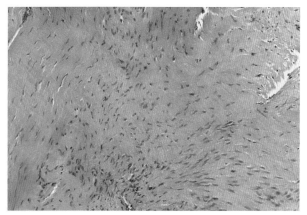

図 5. 線維腫症
腫瘍内に硝子化した膠原線維がみられる.

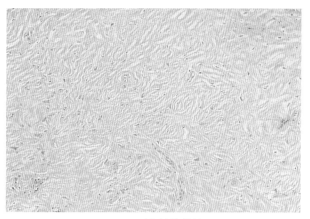

図 6. 硬化性線維腫
境界明瞭な腫瘍内に硬化した膠原線維が車軸
状あるいは同心円状に配列する像がみられる
（plywood-like pattern）.

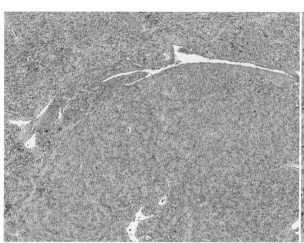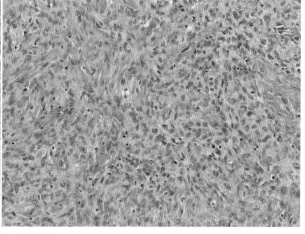

図 7. 孤立性線維腫瘍   a | b
a：鹿の角様の管腔構造（staghorn pattern）がみられる.
b：短紡錘形の線維芽細胞様細胞が増殖し，ロープ状の膠原線維の増加を認める.
（鳥取大学名誉教授：山元　修先生のご厚意による）

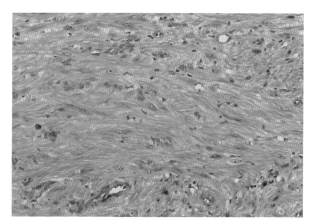

図 8. （血管）平滑筋腫
両端が鈍な葉巻タバコ様あるいはウナギ様
（eel-like）の核を持つ好酸性の紡錘形細胞が増
殖し，錯綜する平滑筋線維束の増加がみられる.

る．数 mm〜数 cm 大の褐色の硬い皮内結節で，
立毛筋由来のものは多発することが多く，血管平
滑筋腫は下肢（皮下）に好発する．外陰部・乳輪の
平滑筋腫は比較的稀である.

病理組織学的には，真皮内（血管平滑筋腫では
皮下）に両端が鈍な葉巻タバコ様あるいはウナギ
様（eel-like）の核を持つ好酸性の胞体を有する紡
錘形細胞が増殖し，錯綜する平滑筋線維束の増加
が認められる（**図 8**）．横断面では一部空胞状を呈
する．腫瘍の辺縁には正常の立毛筋類似組織がみ
られることもある．血管平滑筋腫では上記に加え
て線維性被膜を持つ腫瘍内に多数の拡張した血管

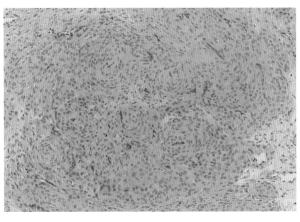

図 9.
筋周皮腫
好酸性の胞体をもつ短紡錘形細胞が血管周囲に
同心円状に増殖する.

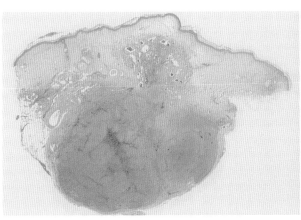

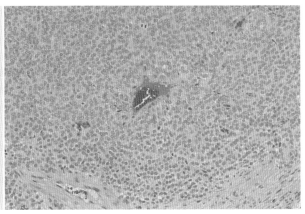

a│b

図 10. グロムス腫瘍
a：真皮あるいは皮下の被膜を持つ境界明瞭な腫瘍であり，大
　小の拡張した血管を認める.
b：血管周囲に好酸性の胞体を有し，円形の核をもつグロムス
　細胞のシート状増殖を認める.

腔を認め，血管周囲に同心円状に増加した平滑筋
線維束がみられる.

周皮細胞性腫瘍

1．筋周皮腫（myopericytoma）

成人（中高年）の四肢に好発する皮下結節であ
る．圧痛を伴うことが多い.

病理組織学的には，好酸性の胞体をもつ短紡錘
形細胞が血管周囲に同心円状に増殖するのが特徴
である（図 9）．しかしながら，腫瘍内に血管周皮
腫様配列（hemagiopericytomatous pattern）やグ
ロムス腫瘍類似細胞，筋線維腫，血管平滑筋腫に
類似した構造がしばしばみられ，鑑別が難しい場
合が多い[6].

2．グロムス腫瘍（glomus tumor）

しばしば爪下に好発する数 mm〜1 cm 大の紫
青色から紅色に透見できる小結節である．ほとん
どの場合，圧痛を伴う．稀に爪下以外の部位にも
生じ[7]，多発することがある[8].

病理組織学的には，弱拡大像では真皮あるいは
皮下の被膜を持つ境界明瞭な腫瘍であり，大小の
拡張した血管を認める（図 10-a）．強拡大像では血
管周囲を取り巻くように好酸性の胞体を有し，円
形の核をもつグロムス細胞のシート状増殖を認め
る（図 10-b）．血管の増加が目立つものは gloman-
gioma（多発例に多い），稀に平滑筋様細胞がみら
れるものは glomangiomyoma と呼ばれる.

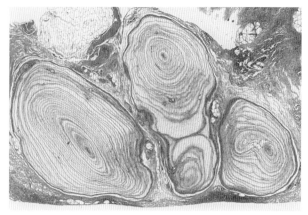

図 11.
Pacini 神経腫
同心円状の構造物(Pacini 小体)が
認められる.

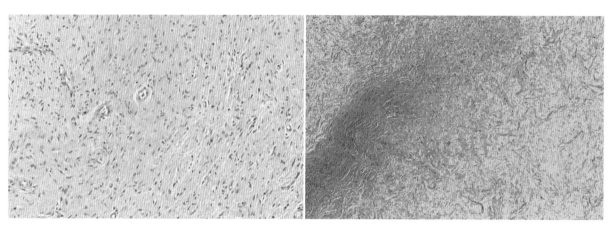

図 12. 神経線維腫　　　　　　　　　　　　　　　　　　　a｜b
a：波状の膠原線維間に楕円形から紡錘形の細長い核を有する紡錘形細胞が
　増殖する. 毛細血管の増加を伴い, 肥満細胞も多数みられる.
b：蔓状神経線維腫では間質は極めて浮腫状で神経線維束が多数みられる.

末梢神経系腫瘍

1. 神経腫(neuroma)

多くは外的刺激(外傷後)により生じる有痛性の皮下結節である.

病理組織学的には, 末梢神経線維束の不規則な増加を認め, 正常の末梢神経組織を構成する Schwann 細胞, 線維芽細胞, 軸索などが認められる. 反応性の病変であり, 神経線維束の間に線維化もみられる. 同心円状の構造物(Pacini 小体)が認められるものは Pacini 神経腫と呼ばれる(図 11).

2. 神経線維腫(neurofibroma)

常色あるいは淡紅色のドーム状に隆起する軟かい腫瘍で大きさは数 mm〜数 cm 大である. 高齢者で孤発性に生じることがあるが, 神経線維腫症 1 型(NF1)では思春期以降に多発する[9]. 皮膚に多発する神経線維腫以外に NF1 では出生時から存在し, 小児期に急速に増大するびまん性神経線維腫や皮下に数珠状に硬く触れ, 圧痛を伴う神経の神経線維腫を生じることがあり, 両者を合わせて叢状神経線維腫と呼ぶ.

病理組織学的には, 比較的境界明瞭な真皮内に生じる腫瘍で被膜はない. 神経線維腫は Schwann 細胞, 線維芽細胞, 神経周膜細胞, 肥満細胞などの細胞(末梢神経を構成する細胞)で構成され, 束状(波状)の膠原線維間に楕円形から紡錘形の細長い核を有する紡錘形細胞が増殖する(図12-a). また, 毛細血管の増加を伴い, 肥満細胞も多数みられる. 稀に色素細胞が混在する. びまん性神経線維腫では皮下にも広範囲に腫瘍細胞の増殖を認める. 神経の神経線維腫(いわゆる蔓状神経線維腫)

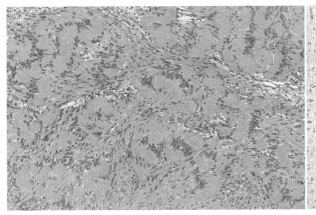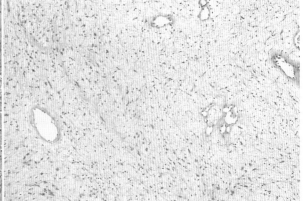

a│b

図 13. 神経鞘腫
a：細長い核を持つ紡錘形細胞が密に増殖し，柵状配列を示す（Antoni A 型）.
　腫瘍内には無構造領域もみられる（Verocay body）.
b：間質が豊富で細胞成分が少ない領域も腫瘍内に混在する（Antoni B 型）.

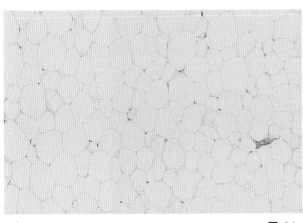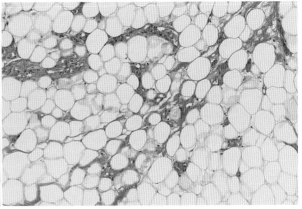

a│b

図 14. 脂肪腫
a：偏在した小型の核を持つ脂肪細胞がみられる.
b：血管脂肪腫では小血管の増加がみられる.

では間質は極めて浮腫状（粘液腫状）で神経線維束が多数みられる（図 12-b）.

3．神経鞘腫（neurilemmoma）

圧痛を伴う皮内～皮下結節であり，神経線維腫症2 型や神経鞘腫症では神経鞘腫が全身に多発する.

病理組織学的には，被膜を有する境界明瞭な結節であり，細長い核を持つ紡錘形細胞（Schwann細胞）が密に増殖し，柵状配列を示す部位はAntoni A 型と呼ばれ，配列した核により取り囲まれるように無構造領域もみられる（Verocay body）（図 13-a）．一方，間質が豊富で細胞成分が少ない領域は Antoni B 型と呼ばれる（図 13-b）.

脂肪組織系腫瘍

1．脂肪腫（lipoma）

中高年に好発する軟らかい皮下結節である．通常，自覚症状はないが，血管脂肪腫では圧痛を伴うことが多い.

病理組織学的には，薄い被膜を持つ腫瘍であり，偏在した小型の核を持つ脂肪細胞がみられる（図 14-a）．正常の脂肪組織と比較し，脂肪小葉がやや大きいのが特徴である．血管脂肪腫では小血管の増加がみられる（図 14-b）．ほかにも膠原線維の増加を伴う線維脂肪腫や紡錘形細胞の増殖がみられる紡錘形細胞脂肪腫などの亜型がある.

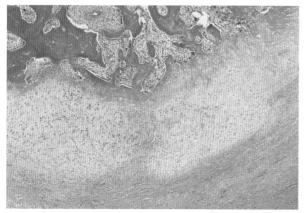

図 15. 外骨腫
好酸性の骨組織と軟骨組織を認める．炎症細胞
浸潤を伴い，周囲の組織には線維化がみられる．

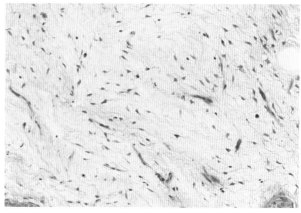

図 16. 粘液腫
豊富な粘液様組織内に星芒状の突起を有する
線維芽細胞が浮遊するように認められる．

骨腫瘍

1．外骨腫（exostosis）

　若年者の四肢末節骨遠位端（特に足趾）に好発する硬い小結節である．爪の変形を伴うことが多い．

　病理組織学的には，正常骨に連続する病変であり，好酸性の骨組織としばしば軟骨組織を認める．炎症細胞浸潤を伴い，周囲の組織には線維化がみられる（**図 15**）．

その他

1．（皮膚）粘液腫（myxoma）

　自覚症状を伴わない数 cm 大の軟らかい皮下結節であるが，ときに巨大腫瘤を呈する．Carney's complex（常染色体顕性遺伝）では全身に粘液腫が多発する．

　病理組織学的には，豊富な粘液様組織内に星芒状の突起を有する線維芽細胞が浮遊するように認められるのが特徴である（**図16**）．小血管の増加もみられる．

文　献

1）Yoshida Y, et al：Dermoscopic features of aneurysmal benign fibrous histiocytoma. *J Dermatol*, **32**：688-690, 2005.
2）金田眞理：【母斑・母斑症の診療 update-基礎から実践まで-】結節性硬化症. *MB Derma*, **317**：7-16, 2022.
3）Ehara Y, et al：Acquired subungual fibrokeratoma. *J Dermatol*, **44**：e140-e141, 2017.
4）Nakashima K, et al：Solitary sclerotic fibroma of the skin：morphological characterization of the 'plywood-like pattern'. *J Cutan Pathol*, **35**：74-79, 2008.
5）Yoshida Y, et al：Subcutaneous solitary fibrous tumor. *J Dermatol*, **31**：1018-1022, 2004.
6）福本隆也：5 周皮細胞性腫瘍. 皮膚軟部腫瘍アトラス（木村鉄宣，廣瀬隆則監修），秀潤社, pp. 148-149, 2009.
7）Ito T, et al：Solitary nodule on the nose：a quiz. *Acta Derm Venereol*, **93**：379-380, 2013.
8）Yoshida Y, et al：Clinicopathologic challenge. *Int J Dermatol*, **46**：669-670, 2007.
9）Ehara Y, et al：Natural course and characteristics of cutaneous neurofibromas in neurofibromatosis 1. *J Dermatol*, **45**：53-57, 2018.

MB Derma, 343：99-108, 2024.

◆特集／基礎から学ぶ！皮膚腫瘍病理診断

悪性間葉系腫瘍(脈管系以外)

津田陽二郎*　　久岡正典**

Key words：軟部腫瘍(soft tissue tumor)，肉腫(sarcoma)，中間悪性(intermediate malignancy)，分化(differentiation)，免疫組織化学(immunohistochemistry)

Abstract　本稿では，皮膚領域に発生する脈管系以外の代表的な悪性軟部腫瘍について，骨軟部腫瘍 WHO 分類第 5 版(2020 年出版)および皮膚腫瘍 WHO 分類第 4 版(2018 年出版)に準拠しながら，診断に有用な臨床病理学的特徴を解説する．なお，WHO 分類では腫瘍の生物学的態度について良性，悪性以外に，局所侵襲性(locally aggressive)と稀少転移性(rarely metastasizing)の 2 つの中間悪性群が設定されている．
　腫瘍の病理診断においては形態学的な特徴の把握に加え，発生部位や年齢，経過などの臨床上の特徴の確認が必要なことは言うまでもない．診断をより確かなものにするために，適切な免疫染色や場合によっては遺伝子検索の実施も求められる．ゆえにこれらの知識を常にアップデートしておく必要がある．

脂肪性腫瘍(adipocytic tumors)

脂肪肉腫(異型脂肪腫様腫瘍含む)は全軟部肉腫のなかでも最も頻度が高い(約 20%)．脂肪肉腫のうち頻度の低い多形脂肪肉腫(pleomorphic liposarcoma)や，もっぱら深部に発生する粘液型脂肪肉腫(myxoid liposarcoma)，皮膚科領域では稀な脱分化型脂肪肉腫(dedifferentiated liposarcoma：DDLPS)の解説は省略する．

1．異型脂肪腫様腫瘍(atypical lipomatous tumor：ALT)

脂肪分化を示す良悪性中間型(局所侵襲性)の間葉系腫瘍であり，良性の脂肪腫と比較すると切除後の再発率が高いが，転移しない腫瘍である．組織形態学的に同一の所見を示し，同義語である高分化型脂肪肉腫(well differentiated liposarcoma：WDLPS)の名称はもっぱら後腹膜や縦隔

＊　Yojiro TSUDA，〒807-8555 北九州市八幡西区医生ヶ丘 1-1　産業医科大学第 1 病理学教室，助教
＊＊　Masanori HISAOKA，同，教授

などの深在性のものに対して用いられ，四肢や体幹部の表在性病変では異型脂肪腫様腫瘍の名称を用いる．なお，WDLPS は時間経過とともに脱分化を生じて転移をきたすことがある．分子遺伝学的に，染色体領域 12q13-15 に局在する *MDM2* や *CDK4* の遺伝子増幅が特徴であり，FISH などによるそれらの検出が診断に有用である．

a）臨床所見

中年以降に好発し，60 歳代が最も多い．緩徐な増大傾向を示す無痛性腫瘤として発見される．局所の制御で治癒が望める病変である．

b）肉眼所見

真皮あるいは皮下に，単あるいは多結節状の腫瘤を形成する(**図 1-a**)．割面は，通常の脂肪組織や脂肪腫よりやや白色調で硬いことが多い(**図 1-b**)．

c）病理組織所見

脂肪腫様型，炎症型，硬化型の亜型があるが，後者 2 つについては主に深部発生の WDLPS でみられるため，ここでは脂肪腫様亜型についてのみ記載する．

弱拡大像は脂肪腫に類似し，主に成熟型脂肪細

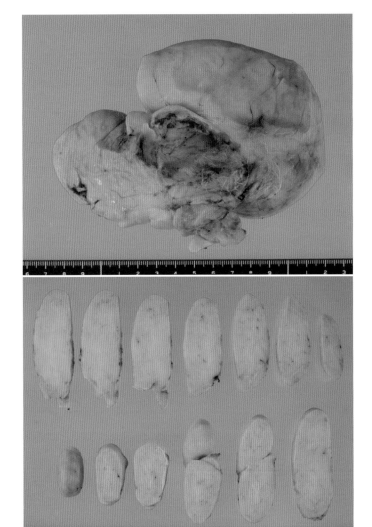

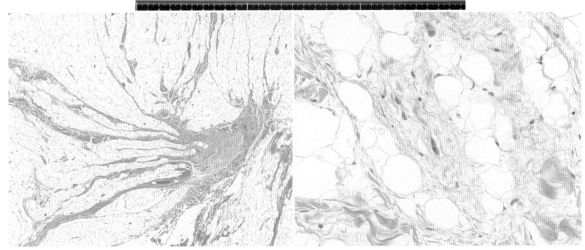

図 1. 異型脂肪腫様腫瘍

a

b

c | d

a：肉眼像；多結節状の腫瘍

b：肉眼割面像；周囲との境界の明瞭な黄白色調の腫瘍

c：弱拡大組織像；不規則な広がりや肥厚を呈する線維性隔壁がみられる.

d：強拡大組織像；濃染性の大型核を有する異型間質細胞

胞から構成され，線維血管性隔壁で区画された分葉状構造を示す．脂肪腫と比べ線維性隔壁は不規則な広がりや肥厚を呈することが多く（図1-c），脂肪細胞はしばしば大小不同を示す．隔壁内に濃染核を有し異型性や多形性を示す'間質'細胞が散見され（図1-d），これらが診断のクルーとなる．多空胞状細胞質を有する脂肪芽細胞が出現することもあるが，診断に必須の所見ではなく，認められないことも少なくない．

d）免疫組織化学

12q13-15領域の遺伝子増幅を反映して同領域に局在する遺伝子の*MDM2*や*CDK4*に対する抗体を用いた染色で異型間質細胞の核が陽性を示し，診断を支持する所見となる．ただし，陽性細胞数は症例によって多様であり，血管内皮や組織球などの非腫瘍性細胞を陽性と判定しないことに注意を要する．免疫染色での判断が難しい場合はFISHによる*MDM2*遺伝子増幅の検査が推奨される．

e）鑑　別

脂肪腫との鑑別については上記の通りであるが，ときに脂肪腫において壊死や萎縮，炎症などの二次性の変化が加わり判断が困難なことがあるため，サンプリングを十分に行っておく必要がある．線維成分が多く，紡錘形細胞の増殖がみられるものは，紡錘形細胞脂肪腫/多形脂肪腫（spindle cell lipoma/pleomorphic lipoma）や，異型紡錘形細胞/多形脂肪腫様腫瘍（atypical spindle cell/pleomorphic lipomatous tumor）が鑑別に挙がる．これらはいずれも，免疫染色においてCD34陽性およびRb1の欠失・減弱がみられるという特徴を有するため，それらの所見の有無も考慮して診断する．

線維芽細胞性/筋線維芽細胞性腫瘍
（fibroblastic and myofibroblastic tumors）

1．隆起性皮膚線維肉腫（dermatofibrosarcoma protuberance：DFSP）

特徴的な染色体異常のt(17;22)ないしr(17;22)およびそれに基づく融合遺伝子*COL1A1::PDGFB*を伴い，花むしろ状と称される特徴的な発育形式を示す表在性の線維芽細胞性腫瘍である．局所侵襲性の中間悪性腫瘍だが，ときに線維肉腫に進展し，稀に転移することもある．

a）臨床所見

若年から中年の成人に好発するが，小児や高齢者にも発生し得る．体幹部および四肢近位部に好発し，無痛性で緩徐発育性の斑状，結節状病変を形成する．周囲との境界がしばしば不明瞭なため切除が不完全となりやすく，局所再発が稀でない．長期経過中に急速な増大を示す場合は線維肉腫へ進展した可能性が考えられる．

b）肉眼所見

隆起性単結節状から多結節状の病変で，周囲との境界は不明瞭であり，硬く灰白色調を呈する．

c）病理組織所見

真皮から皮下にかけて線維芽細胞様の腫瘍細胞が花むしろ状構造を示して増殖する（図2-a, b）．皮下脂肪組織へ腫瘍細胞が染み入るように進展した像は，蜂巣様（honeycomb-like）と呼ばれ，DFSPに特徴的である（図2-c）．通常，表皮や付属器に腫瘍細胞が侵入することはなく，表皮との間には腫瘍細胞の存在しないgrenz zoneがみられる．稀に皮下での増殖が主体のものもある．腫瘍細胞は均一でやや小型の紡錘形であり，多形性はみられず，核分裂像も目立たない．細胞密度は症例や領域によって様々ではあるが，均一な腫瘍細胞が一様に配列する像が基本である．

d）免疫染色

CD34がびまん性に陽性となる．

e）亜型について

DFSPには様々な亜型があり，線維肉腫性隆起性線維肉腫（fibrosarcomatous DFSP）や色素性隆起性線維肉腫（pigmented DFSP（Bednar tumor）），粘液腫状隆起性線維肉腫（myxoid DFSP），筋様分化を伴う隆起性線維肉腫（DFSP with myoid differentiation），プラーク様隆起性線維肉腫（plaque-like DFSP）などが存在する．WHO分類上別項目となっている巨細胞性線維芽

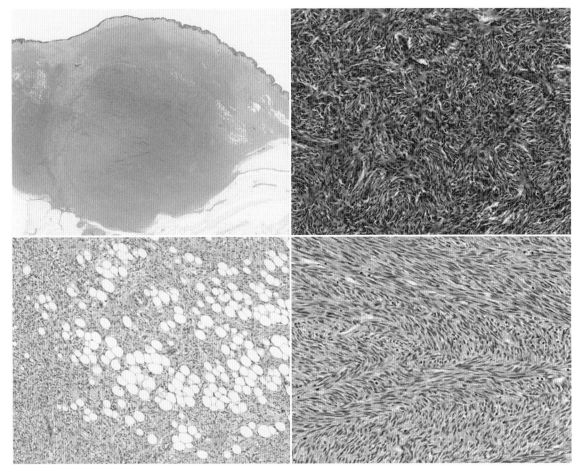

図 2. 皮膚隆起性線維肉腫

a b
c d

a：ルーペ像：真皮から皮下にかけて増殖する隆起性腫瘍
b：強拡大組織像：均一な形態を呈する腫瘍細胞の花むしろ状増殖
c：中拡大組織像：蜂巣様(honeycomb-like)の皮下脂肪組織への進展
d：中拡大組織像：魚骨様配列(herring bone pattern)を呈する線維肉腫成分

細胞腫(giant cell fibroblastoma)も亜型の1つとされる．ここでは，線維肉腫性隆起性線維肉腫についてのみ解説する．

(1) 線維肉腫性隆起性線維肉腫(fibrosarcomatous DFSP)

DFSPから線維肉腫成分が発生したものであるが，再発時にDFSPの成分を伴わずに線維肉腫成分のみが出現することもある．線維肉腫成分は，結節状で比較的境界明瞭であり，密な紡錘形細胞の束状増殖よりなる．交錯する束状構造が，魚骨様配列(herring bone pattern)を示す(**図2-d**)．異型性もより高度であり，核分裂像も多い．線維肉腫成分とDFSP成分の境界が明瞭に認識できることもある．免疫染色では，線維肉腫成分でCD34の染色性がしばしば減弱する．

f) 鑑　別

皮膚線維腫(dermatofibroma)，特に富細胞性皮膚線維腫(cellular dermatofibroma)が鑑別に挙がるが，皮膚線維腫はCD34陰性である．びまん性神経線維腫(diffuse neurofibroma)は，蜂巣様パターンを呈する脂肪組織への進展や，不明瞭な花むしろ状構造を示すことがありときに鑑別が問題となる．NTRK再構成紡錘形細胞腫瘍(NTRK-rearranged spindle cell neoplasm)も均一な紡錘形細胞の増殖よりなり，花むしろ状構造を呈したり，CD34が陽性となるなど，DFSPに類似した所見を示すこともあるが，S-100蛋白やpan-TRKの発現により区別が可能である．

さらに，線維肉腫成分のみをみた場合に，幼児線維肉腫（infantile fibrosarcoma），成人型線維肉腫（adult fibrosarcoma）との鑑別が考慮され得るが，これらの肉腫は非常に稀であり，皮膚領域で線維肉腫様の像をみた場合はまず線維肉腫性DFSP を考えるべきである．なお，表在性の成人線維肉腫と診断された症例の多くは DFSP の融合遺伝子を有していたという報告がある[1]．

2．粘液線維肉腫（myxofibrosarcoma）

悪性の線維芽細胞性腫瘍であり，粘液腫状間質を伴い多形性を呈する．悪性軟部腫瘍の中では発生頻度が高い．

a）臨床所見

60～70 歳代の高齢発生が多い．半数以上の症例は真皮・皮下に発生する．周囲との境界がしばしば不明瞭で術後の再発率が高い．

b）肉眼所見

概ね多結節状で，ゼリー状の領域と硬い線維性の領域が種々の程度に混在し，ときに出血や壊死を伴う．

c）病理組織所見

細胞密度や多形性，増殖能は症例によって様々であり，病理組織像に応じて low-grade, interme-diate-grade, high-grade に分けられている．ただし，分類の方法は主観的な面があり，予後との関係も明確ではない．粘液腫状間質，不完全な隔壁を有する多結節状の病変を呈し，粘液腫状間質では曲線状で薄壁性の細血管が目立つ（**図 3**）．血管周囲には腫瘍細胞が密集することが多い．炎症細胞浸潤もしばしば認められる．Low-grade のものは細胞密度が低いが，多少なりとも核異型や多形性が観察される．粘液腫状の間質中では空胞状細胞質を有する偽脂肪芽細胞が認められる．High-grade のものではより異型，核分裂像の目立つ紡錘形，あるいは多形腫瘍細胞が，シート状から束状を呈して密に増殖し，しばしば壊死や出血を伴う．病変内での粘液腫状の領域の割合については議論があり，現在の WHO 分類では明確に定義されていないが，Mentzel らによって提唱された

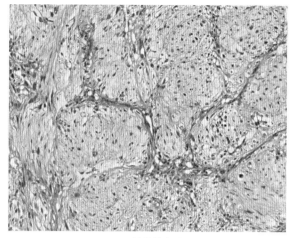

図 3．粘液線維肉腫
強拡大組織像：豊富な細血管を伴う粘液腫状の間質と多形性を呈する腫瘍細胞の増殖

10％以上の領域を示す腫瘍というのが一般的な考えである[2]．分化の方向が明らかでない多形性かつ粘液状腫瘍がこの範疇に分類される傾向にある．稀ではあるが類上皮型亜型が存在し，転移性癌や悪性黒色腫との鑑別を要する．

d）免疫染色

線維芽細胞・筋線維芽細胞以外の特定の間葉系細胞への分化がないことを確認する必要があり，alpha-smooth muscle actin：alpha-SMA やCD34, desmin, S-100 蛋白の免疫染色を用いて確認する．一部の細胞に alpha-SMA や CD34 が陽性となることもあるが，desmin や S-100 蛋白は陰性となる．

e）鑑　別

良性の粘液腫（myxoma）が low-grade の粘液線維肉腫の鑑別に挙がることがある．粘液線維肉腫では，粘液腫にはない異型細胞や分裂像を認める．低悪性度線維粘液肉腫（low-grade fibromyx-oid sarcoma）は名称が類似していて紛らわしいが，粘液線維肉腫ほど粘液腫状ではなく，むしろ線維成分が目立つ腫瘍であり，多形性はみられない．粘液脂肪肉腫は発達した血管網と粘液腫状間質を伴う脂肪性腫瘍であり，こちらも多形性はない．

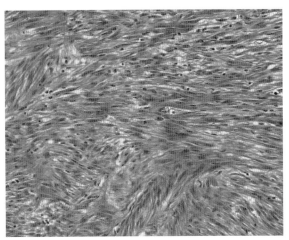

図 4. 皮膚平滑筋肉腫（異型平滑筋腫瘍）
強拡大組織像；異型性，核分裂像を伴う腫瘍細胞
の束状増殖

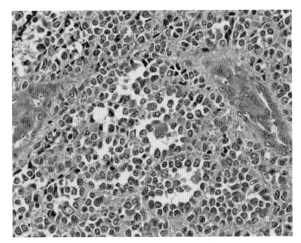

図 5. 胞巣状横紋筋肉腫
強拡大組織像；類円形腫瘍細胞の増殖と好酸性細
胞質を有する横紋筋芽細胞（写真中央）

平滑筋細胞腫瘍（smooth muscle cell tumors）

1．平滑筋肉腫（leiomyosarcoma）

平滑筋への分化を示す悪性腫瘍である．皮膚腫瘍 WHO 分類に記載されている皮膚平滑筋肉腫（cutaneous leiomyosarcoma）は，真皮に発生する立毛筋平滑筋腫の悪性型といえるものであるが，深部発生のものと生物学的態度が異なり非常に予後が良いため，異型平滑筋腫瘍（atypical smooth muscle tumor）の名称でも記載されている．皮下を含む深部発生のものについては，基本的に小型～中型静脈の壁からの発生とされている．

a）臨床所見

真皮型のものは，中高年に発生し，通常2～3 cm 程度で自発痛や圧痛を伴うこともある．また，基本的に転移しない．

b）病理組織所見

真皮発生のものは基本的に立毛筋平滑筋腫に類似する像であり，真皮内で境界不明瞭な結節を形成し，平滑筋に分化した腫瘍細胞が錯綜する束状の構造をとり増殖する．腫瘍細胞は好酸性細胞質を有し，両切りタバコ状（blunt-ended）と形容される両端が切り落とされたような形態の核を有する．通常の立毛筋平滑筋腫と比べて細胞密度が高く，核異型や多形性が目立ち，分裂像も散見される（図4）．

深部（皮下）発生のものは基本的に境界明瞭な腫瘤を形成し，大型のものでは出血・壊死を伴う．

c）免疫染色

感度の高い alpha-SMA とその他少なくとも1種類の平滑筋マーカー（desmin, h-caldesmon など）の陽性像を確認する必要がある．分化の悪い腫瘍の場合ではそれらのマーカーが部分的にしか染まらないこともある．深部発生で脱分化型脂肪肉腫が鑑別に挙がる場合は MDM2 や CDK4 の染色態度の確認も必要である．

d）鑑別

真皮発生のものでは，異型細胞を伴う皮膚線維腫が鑑別に挙がる可能性があるが，束状の増殖はより平滑筋腫瘍を考えさせる．皮膚線維腫では alpha-SMA 以外に desmin や h-caldesmon などの平滑筋マーカーが陽性となることは例外的である．

横紋筋腫瘍（skeletal muscle tumors）

横紋筋肉腫（rhabdomyosarcoma）は骨格筋への分化を示す悪性腫瘍であり，胎児型（embryonal），胞巣型（alveolar），多形型（pleomorphic），紡錘形細胞/硬化性（spindle cell/sclerosing）の4亜型が骨軟部腫瘍 WHO 分類第5版に記載されている．いずれも深部に発生し，皮膚科領域に発生することは稀である．胎児型，胞巣型，紡錘形細胞/硬化性では星芒状，紡錘形，類円形の分化に乏しい腫瘍細胞の増殖が主体で，そのなかに好酸性の強い細胞質を有する横紋筋芽細胞（rhabdomyoblast）が多少とも出現する（図5）．典型的な横紋筋芽細胞はオタマジャクシ状（tadpole）と形容される．多形型では多形肉腫の像に，豊富な好酸性細胞質を有する異型細胞が出現する．いずれの亜型でも横紋筋への分化は免疫染色により確認する必要がある．Desmin は基本的に陽性となるが，その程度は分化の程度により様々である．Myogenin や MyoD1 はいずれも核に染まり，感度・特異度ともに高く診断に有用である．ただし，ごく少数の細胞にしか染まらない症例もある点には留意しておく必要がある．胞巣型は特異的な融合遺伝子 *PAX3::FOXO1* あるいは *PAX7::FOXO1* を有し，その検出が診断の決め手となり得る．

末梢神経腫瘍（peripheral nerve sheath tumors）

1．悪性末梢神経鞘腫瘍（malignant peripheral nerve sheath tumor：MPNST）

末梢神経への分化を示す悪性間葉系腫瘍であり，通常 ① 神経線維腫（neurofibroma）に関連して発生，② 神経線維腫症1型患者での発生，③ 末梢神経束からの発生，④ 免疫染色などで神経鞘構成細胞への分化が確認される点，を拠りどころとして診断される．約半数の例は神経線維腫症1型患者であるため[3][4]，その点を必ず確認しておく必要がある．ヒストン蛋白の異常の関与があるとされ，それに関連した免疫染色が診断に有用とされている．

a）臨床所見

好発年齢は20〜50歳とされている．末梢神経と連続性をもって発生した場合は，疼痛・知覚異常などの神経症状を伴う腫瘤として発見されることがある．一般的に予後は不良であり，術後の再発や転移も多い．

b）病理組織所見

病理組織像は多彩であり特徴的といえる像は乏しいものの，典型的には異型紡錘形細胞の束状増殖よりなり，疎な領域と密な領域が折り重なるようにみられる（マーブル柄様とも形容される）（図6）．また，血管周皮腫様の拡張性血管もみられ

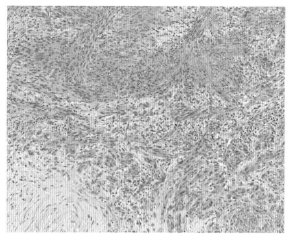

図 6．悪性末梢神経鞘腫瘍
中拡大組織像；粗密を呈する束状増殖

ることが多い．壊死や核分裂像がみられ，多形性もしばしば認められる．骨格筋への分化を示す好酸性細胞が出現するものは malignant triton tumor と呼ばれる．腺管構造を形成する上皮成分が出現することもあり，腺分化（glandular differentiation）と呼ばれる．非常に稀だが，全体が類上皮様の形態を呈するものは類上皮型MPNSTとされる．

症例によっては神経線維腫様成分を伴っているため，注意深く観察する必要がある．神経線維腫様成分は高悪性度肉腫の像とは異なり，細胞密度が低く，異型も軽度であり，核分裂像はほとんどみられない．

c）免疫染色

神経鞘の細胞への分化マーカーとしてS-100蛋白があるが，陽性率はあまり高くない．また陽性となる場合も局所のみに限られ，発現強度も微弱なことが多い．SOX10 はより特異性が高く，陽性となれば神経への分化を支持する根拠となり得るが，これも陽性像が部分的であることが少なくなく，感度も高くない．ヒストン蛋白の異常を反映してH3K27me3 が欠失するため，その免疫染色が本腫瘍診断を支持する所見となる．なお，完全欠失と部分的欠失（モザイク状）のパターンがあるが，完全欠失の場合に診断学的価値が高い．横紋筋への分化を示す malignant triton tumor では myogenin などの骨格筋マーカーが陽性となる．サイトケラチンや EMA といった上皮性マーカー

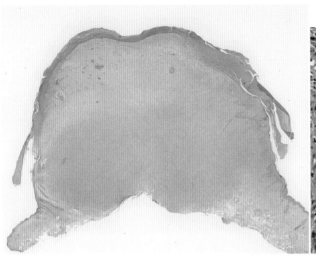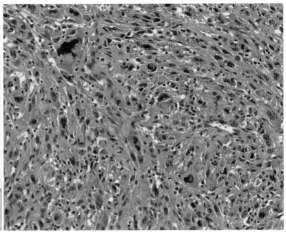

図 7. 異型線維黄色腫　　　　　　　　a│b

a：ルーペ像；真皮内に限局する結節状病変
b：強拡大組織像；高度多形性を示す腫瘍細胞

も部分的に陽性となり得るので注意を要する.

d）鑑　別

　神経線維腫との区別が難しいことがあるが, 核異型, 細胞密度, 束状の配列パターン, CD34 発現の消失, 核分裂像などを指標に判断を行う. 特に核分裂像がみられる場合には神経線維腫の診断は慎重にすべきである. 神経鞘腫では, 変性による異型, 多形性などがみられ, また富細胞性神経鞘腫では核分裂像も出現するが, ほぼびまん性のS-100 蛋白陽性像が認められ MPNST とは異なる点といえる. なお, 紡錘形細胞型悪性黒色腫も S-100 蛋白などの神経系マーカーがびまん性に陽性となる. 滑膜肉腫は紡錘形細胞の密な増殖や粗密構造, 血管周皮腫パターンの形態をとり得るという点でやや類似しており, 免疫組織化学的特徴もいくつか共通しているため, 区別に注意が必要であるが, 最終的には特徴的な融合遺伝子（*SS18::SSX*）の存在が診断の決め手になる.

分化不明な腫瘍
（tumors of uncertain differentiation）

1．異型線維黄色腫（atypical fibroxan-thoma）

　名称上は「黄色腫」となっているが, 分化の方向は不明であり, 多形肉腫相当の像を呈する. 後述

の多形真皮肉腫とは, 「皮下への浸潤」, 「壊死」, 「脈管侵襲, 神経周膜侵襲」によって区別されている. 異型線維黄色腫の定義を満たすものは予後が良好である. 多形真皮肉腫も含め, 軟部の未分化多形肉腫に類似しており, 基本的には除外診断となる.

a）臨床所見

　主に高齢者の露光部に発生し, 潰瘍を伴う 2 cm程度の隆起性病変を形成する. 切除後の再発は少ない.

b）病理組織所見

　真皮内に限局した境界明瞭な結節を形成する（図 7-a）. 線維性間質を背景に, 高度の異型性, 多形性を示す多稜形または紡錘形細胞や上皮様細胞が束状, シート状の増殖を示す（図 7-b）. 腫瘍性の多核巨細胞が混在し, 異型分裂像を含む分裂像も多数認められる. 表皮との間には grenz zoneがあり, 表皮に変化は乏しい. 腫瘍周囲の真皮には日光弾性線維症を認める.「腫瘍壊死」,「脈管侵襲, 神経周膜侵襲」,「皮下への浸潤」が認められる場合には多形真皮肉腫を考える. 高頻度にびらんや浅い潰瘍を形成するが, これを腫瘍壊死とは捉えない.

c）免疫染色

　特定の分化を欠くことを示すため, 免疫組織化

学的検索が必須である．平滑筋マーカーや横紋筋
マーカー，神経・メラノサイトマーカー，CD34
やサイトケラチン，epithelial membrane antigen：
EMA などの染色で一通り確認を行う．なお，
alpha-SMA はしばしば（約70％）陽性となるが，
それのみの陽性像をもって特定の分化とは判断し
ない．CD10はほぼ全例にびまん性に陽性となる．
CD31 は 30％，EMA は 16％に陽性となるとされ
ている．

d）鑑　別

多形真皮肉腫との鑑別は定義に従って行う．皮
膚に発生する多形性を示す腫瘍ということでは，
低分化な癌や悪性黒色腫も必ず除外しなければな
らない．その他多形性を示す肉腫との鑑別も含
め，上記の免疫染色を行う．

2．多形真皮肉腫（pleomorphic dermal sar-coma）

真皮が主座の未分化多形肉腫で，異型線維黄色
腫の特徴に加えて，「皮下への浸潤」，「壊死」，「脈
管侵襲，神経周膜侵襲」のいずれかがあるものは
こちらに含まれる．2 cm を超えるものは本腫瘍の
可能性が高い．異型線維黄色腫と異なり再発，転
移のリスクがある．高齢者の露光部に好発し，急
速に成長する大型の結節を形成する．潰瘍形成も
高頻度に認める．上記の条件を除く病理組織像や
免疫組織化学的態度，鑑別については異型線維黄
色腫とほぼ同様である．

3．類上皮肉腫（epithelioid sarcoma）

分化不明の腫瘍であり，上皮様の形態を呈し，
免疫組織化学的にもサイトケラチンなどの上皮性
マーカーが陽性となる悪性間葉系腫瘍である．表
皮との連続性はない．ラブドイド（横紋筋様）細胞
が出現することもある．*SMARCB1*（*INI1*）遺伝子
の異常が関連している．遠位型（古典型）と近位型
という 2 つの亜型があり，やや異なる臨床・病理
学的特徴を有する．なお，近位型，遠位型の分類
は基本的に病理組織像に基づくものであり，発生
部位で分けられるものではない．

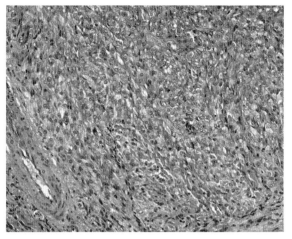

図 8. 類上皮肉腫
強拡大組織像：上皮様腫瘍細胞の充実性増殖

a）臨床所見

遠位型（古典型）は四肢末端に好発し，「難治性
潰瘍」として認められることが多い．多くは無痛
性で緩徐進行性である．近位型は骨盤会陰部や鼠
径部，臀部など体幹に発生し，深い位置に腫瘤を
形成する．遠位型の好発年齢は 10 歳代，20 歳代
であるが，近位型は年齢層がやや高く，若年層か
ら中年層にも発生する．いずれも局所再発や転移
のリスクが高いが，近位型の方がより予後不良の
傾向にある．

b）肉眼所見

遠位型では，1 cm 未満〜5 cm 程度の結節を形
成し，境界は不明瞭である．近位型は比較的大き
な腫瘤を形成し（最大 20 cm 程度），出血や壊死を
伴う．

c）病理組織所見

⑴遠位型（古典型）

真皮から皮下にかけて，上皮様，紡錘形の腫瘍
細胞が結節状の腫瘤を形成し，中心部の壊死や出
血，硝子化を伴う．線維化や炎症細胞浸潤なども
みられ，一見肉芽腫様の様相を示す．スキップ状
に不連続性の病変を形成することも多い．腫瘍細
胞は豊富な好酸性細胞質を有し，核小体明瞭で上
皮様であり，充実性に増殖する（図 8）．紡錘形細
胞も混在する．異型は近位型に比べると軽度であ
り，核分裂像も多くない．核偏在性で核小体明瞭，
硝子様の好酸性細胞質内封入体を有するラブドイ

ド細胞がみられることもある.

(2) 近位型

遠位型と比較し，大型で軽度多形性を呈する，高異型度の上皮様腫瘍細胞がシート状に増殖する．壊死も高頻度にみられる．こちらは肉芽腫様の像ではなく，より上皮性悪性腫瘍を模倣したシート状配列の形態を呈する．紡錘形細胞は遠位型より出現する頻度が低いが，ラブドイド細胞は遠位型のものより認めやすい傾向にある．

d）免疫染色

サイトケラチンや EMA といった上皮性マーカーが陽性となるが，それらの発現は部分的で少数の細胞のみとなることもある．また CD34 が比較的高頻度（50％以上）に陽性となり，陰性を示す癌との鑑別に有用である．また，INI1（SMARCB1，BAF47）の発現が消失することが特徴である．ただし，癌でも INI1 消失となるものが稀にあるため，注意が必要である．血管内皮マーカーである ERG が陽性となることが多く，血管性腫瘍，特に偽筋原性血管内皮腫と誤認しないよう注意を要する．

e）鑑別

上皮性腫瘍は常に鑑別に挙がるため，周囲組織との関係性などは確認しておく必要がある．また上皮様を呈するほかの腫瘍（悪性黒色腫，類上皮型血管肉腫など）も鑑別に挙がる．癌に比して，発生年齢が低いことが参考になり得るうえ，CD34 の免疫染色が鑑別に有用となる．偽筋原性血管内皮腫（pseudomyogenic hemangioendothelioma）では，好酸性細胞質を有する上皮様の異型細胞が出現し，上皮マーカーや CD34，ERG が陽性を示すため注意が必要である．偽筋原性血管内皮腫に INI1 欠失はみられず，一方類上皮肉腫では血管内皮マーカーの 1 つである CD31 は陰性となる．悪性ラブドイド腫瘍は，ラブドイド細胞の出現を伴い，INI1 欠失を呈する腫瘍であるが，発症年齢は限られており（2〜3 歳），臨床上鑑別に挙がることは少ない．

文　献

1) Sheng WQ, et al：Expression of COL1A1-PDG-FB fusion transcripts in superficial adult fibrosarcoma suggests a close relationship to dermatofibrosarcoma protuberans. *J Pathol*, **194**：88-94, 2001.

2) Mentzel T, et al：Myxofibrosarcoma. Clinicopathologic analysis of 75 cases with emphasis on the low-grade variant. *Am J Surg Pathol*, **20**：391-405, 1996.

3) Hruban RH, et al：Malignant peripheral nerve sheath tumors of the buttock and lower extremity. A study of 43 cases. *Cancer*, **66**：1253-1265, 1990.

4) Zou C, et al：Clinical, pathological, and molecular variables predictive of malignant peripheral nerve sheath tumor outcome. *Ann Surg*, **249**：1014-1022, 2009.

Monthly Book

Derma. 好評バックナンバー

No.338　2023年8月号

定価 2,860 円（本体 2,600 円＋税）

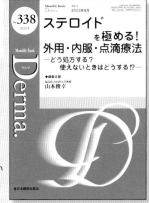

ステロイドを極める！
外用・内服・点滴療法

―どう処方する？使えないときはどうする!?―

■編集企画：山本俊幸（福島県立医科大学教授）

ステロイドの使用開始からその先、また使用できない場合や、
その他薬剤との使い分けなどステロイドを極めるための1冊です。

目次：ステロイド薬の局所療法／ステロイド薬の全身療法／膠原病におけるステロイドの使い
方と注意点／全身性ステロイド投与によって生じた薬疹，アレルギー／ステロイド内服：する？
しない？／ステロイド療法「裏技」集―この疾患にステロイド？― ほか

No.332　2023年3月号

定価 2,860 円（本体 2,600 円＋税）

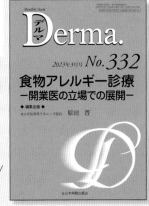

食物アレルギー診療

―開業医の立場での展開―

■編集企画：原田 晋（はらだ皮膚科クリニック院長）

外来に突然訪れる各種食物によるアレルギーを開業医の立場で診る。
アレルギー診療の最前線を知り、医療連携の大切さも学べる1冊です。

目次：アニサキスアレルギー／コチニール色素による即時型アレルギー／魚アレルギーの兄弟例／
口腔アレルギー症候群／ラテックス-フルーツ症候群／エリスリトールアレルギー ほか

No.327　2022年10月増大号

定価 5,500 円（本体 5,000 円＋税）

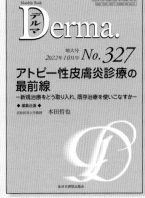

アトピー性皮膚炎診療の最前線

―新規治療をどう取り入れ，既存治療を使いこなすか―

＜増大号＞

■編集企画：本田哲也（浜松医科大学教授）

アトピー性皮膚炎に対する新規治療薬、実臨床での治療のコツ、
最新動向まで徹底解説！「今」だからこそ、読んでおくべき1冊です。

目次：デルゴシチニブ軟膏を使いこなす／モイゼルト軟膏の使い方／小児アトピー性皮膚炎と
新規治療／Dupilumabはいつまでどのように続けるべきか／JAK阻害内服薬の最適患者像／痒み
の評価法と対策／アトピー性皮膚炎の併存疾患と新規治療／国内外の診療ガイドライン ほか

全日本病院出版会

〒113-0033 東京都文京区本郷 3-16-4　Tel：03-5689-5989
www.zenniti.com　Fax：03-5689-8030

FAX による注文・住所変更届け

改定：2024 年 1 月

毎度ご購読いただきましてありがとうございます.

読者の皆様方に弊社の本をより確実にお届けさせていただくために，FAX でのご注文・住所変更届を受けつけております．この機会に是非ご利用ください.

◇ご利用方法

FAX 専用注文書・住所変更届けは，そのまま切り離して FAX 用紙としてご利用ください．また，注文の場合手続き終了後，ご購入商品と郵便振替用紙を同封してお送りいたします．**代金が税込 5,000 円をこえる場合，代金引換便とさせて頂きます．**その他，申し込み・変更届けの方法は電話，郵便はがきも同様です.

◇代金引換について

代金が税込 5,000 円をこえる場合，代金引換とさせて頂きます．配達員が商品をお届けした際に，現金またはクレジットカード・デビットカードにて代金を配達員にお支払い下さい(本の代金＋消費税＋送料)．(※年間定期購読と同時に 5,000 円をこえるご注文を頂いた場合は代金引換とはなりません．郵便振替用紙を同封して発送いたします．代金後払いという形になります．送料は，定期購読を含むご注文の場合は弊社が負担します)

◇年間定期購読のお申し込みについて

年間定期購読は，1 年分を前金で頂いておりますため，代金引換とはなりません．郵便振替用紙を本と同封または別送いたします．送料弊社負担，また何月号からでもお申込み頂けます.

毎年末，次年度定期購読のご案内をお送りいたしますので，定期購読更新のお手間が非常に少なく済みます.

◇住所変更届けについて

年間購読をお申し込みされております方は，その期間中お届け先が変更します際，必ずご連絡下さいますようよろしくお願い致します.

◇取消，変更について

取消，変更につきましては，お早めに FAX，お電話でお知らせ下さい.

返品は，原則として受けつけておりませんが，返品の場合の郵送料はお客様負担とさせていただきます．その際は必ず弊社へご連絡ください.

◇ご送本について

ご送本につきましては，ご注文がありましてから約 1 週間前後とみていただきたいと思います.

◇個人情報の利用目的

お客様から収集させていただいた個人情報，ご注文情報は本サービスを提供する目的(本の発送，ご注文内容の確認，問い合わせに対しての回答等)以外には利用することはございません.

その他，ご不明な点は弊社までご連絡ください.

株式会社 全日本病院出版会　〒 113-0033 東京都文京区本郷 3-16-4-7 F
電話 03(5689)5989　FAX03(5689)8030　郵便振替口座 00160-9-58753

FAX 専用注文用紙 │ 5,000 円以上代金引換 │ (皮 '23.11)

<table>
<tr><td colspan="2">

Derma 年間定期購読申し込み（送料弊社負担）
☐ 2024 年 1 月〜12 月（定価 43,560 円）　　☐ 2023 年＿＿月〜12 月
</td></tr>
</table>

☐ **Derma バックナンバー申し込み**（号数と冊数をご記入ください）
No.　　　／　　　冊　　　No.　　　／　　　冊　　　No.　　　／　　　冊

	冊
Monthly Book Derma. 創刊 20 周年記念書籍 ☐ そこが知りたい 達人が伝授する日常皮膚診療の極意と裏ワザ（定価 13,200 円）	冊
Monthly Book Derma. 創刊 15 周年記念書籍 ☐ 匠に学ぶ皮膚科外用療法―古きを生かす，最新を使う―（定価 7,150 円）	冊
Monthly Book Derma. No. 340（'23.10 月増大号） ☐ 切らずに勝負！皮膚科医のための美容皮膚診療（定価 5,610 円）	冊
Monthly Book Derma. No. 336（'23.7 月増刊号） ☐ 知っておくべき皮膚科キードラッグのピットフォール（定価 6,490 円）	冊
Monthly Book Derma. No. 327（'22.10 月増大号） ☐ アトピー性皮膚炎診療の最前線―新規治療をどう取り入れ，既存治療を使いこなすか―（定価 5,500 円）	冊
Monthly Book Derma. No. 320（'22.4 月増刊号） ☐ エキスパートへの近道！間違えやすい皮膚疾患の見極め（定価 7,770 円）	冊
Monthly Book Derma. No. 314（'21.10 月増大号） ☐ 手元に 1 冊！皮膚科混合・併用薬使用ガイド（定価 5,500 円）	冊

PEPARS 年間定期購読申し込み（送料弊社負担）
☐ 2024 年 1 月〜12 月（定価 42,020 円）　　☐ 2023 年＿＿月〜12 月

☐ **PEPARS バックナンバー申し込み**（号数と冊数をご記入ください）
No.　　　／　　　冊　　　No.　　　／　　　冊　　　No.　　　／　　　冊

	冊
☐ カスタマイズ治療で読み解く美容皮膚診療（定価 10,450 円）	冊
☐ 足の総合病院・下北沢病院がおくる！ポケット判 主訴から引く足のプライマリケアマニュアル（定価 6,380 円）	冊
☐ 目もとの上手なエイジング（定価 2,750 円）	冊
☐ カラーアトラス 爪の診療実践ガイド 改訂第 2 版（定価 7,920 円）	冊
☐ イチからはじめる美容医療機器の理論と実践 改訂第 2 版（定価 7,150 円）	冊
☐ 臨床実習で役立つ 形成外科診療・救急外科処置ビギナーズマニュアル（定価 7,150 円）	冊
☐ 足爪治療マスター BOOK（定価 6,600 円）	冊
☐ 図解 こどものあざとできもの―診断力を身につける―	冊
☐ 美容外科手術―合併症と対策―（定価 22,000 円）	冊
☐ 足育学 外来でみるフットケア・フットヘルスウェア（定価 7,700 円）	冊
☐ 実践アトラス 美容外科注入治療 改訂第 2 版（定価 9,900 円）	冊
☐ Non-Surgical 美容医療超実践講座（定価 15,400 円）	冊
☐ スキルアップ！ニキビ治療実践マニュアル（定価 5,720 円）	冊

その他(雑誌名/号数，書名と冊数をご記入ください)
☐

お名前	フリガナ		診療科
		要捺印	
ご送付先	〒　　　―		

TEL :　　　（　　　　　）	FAX :　　　（　　　　　）

FAX 03-5689-8030 全日本病院出版会行

年　　月　　日

住 所 変 更 届 け

お 名 前	フリガナ	
お客様番号		毎回お送りしています封筒のお名前の右上に印字されております8ケタの番号をご記入下さい。
新お届け先	〒　　　　　都 道 　　　　　府 県	
新電話番号	（　　　　　）	
変更日付	年　　月　　日より	月号より
旧お届け先	〒	

※ 年間購読を注文されております雑誌・書籍名に✓を付けて下さい。

☐ Monthly Book Orthopaedics（月刊誌）

☐ Monthly Book Derma.（月刊誌）

☐ Monthly Book Medical Rehabilitation（月刊誌）

☐ Monthly Book ENTONI（月刊誌）

☐ PEPARS（月刊誌）

☐ Monthly Book OCULISTA（月刊誌）

FAX 03-5689-8030

全日本病院出版会行

Monthly Book

Derma.
デルマ

2024 年度　年間購読料　43,560 円
通常号：定価 2,860 円（本体 2,600 円＋税）× 11 冊
増大号：定価 5,610 円（本体 5,100 円＋税）× 1 冊
増刊号：定価 6,490 円（本体 5,900 円＋税）× 1 冊

※各号定価：2019～2022 年：本体 2,500 円＋税（増刊・増大号は除く）
2023 年：本体 2,600 円＋税（増刊・増大号は除く）
※その他のバックナンバーにつきましては，弊社ホームページ
（https://www.zenniti.com）をご覧ください.

| **編集主幹**：照井　正　日本大学教授 | **No. 343　編集企画**： |
| 大山　学　杏林大学教授 | 山元　修　鳥取大学名誉教授 |

Monthly Book Derma. No. 343

2024 年 1 月 15 日発行(毎月 15 日発行)
定価は表紙に表示してあります.
Printed in Japan

発行者　　末　定　広　光
発行所　　株式会社　**全日本病院出版会**
〒 113-0033 東京都文京区本郷 3 丁目 16 番 4 号 7 階
電話 (03)5689-5989　Fax (03)5689-8030
郵便振替口座 00160-9-58753
印刷・製本　三報社印刷株式会社　　電話 (03)3637-0005
広告取扱店　㈱メディカルブレーン　電話 (03)3814-5980

Ⓒ ZEN・NIHONBYOIN・SHUPPANKAI, 2024